ケアプランが変わる!
在宅介護が変わる!

床ずれ予防
プログラム

― 床ずれ危険度チェック表® を活かす ―

編集 日本褥瘡学会・在宅ケア推進

JN057260

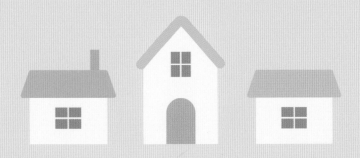

執筆者一覧〈執筆順〉　（　　）内は執筆担当箇所

助川未枝保　プレーゲ船橋居宅介護支援事業所　主任介護支援専門員　（Chapter1、Chapter3 本文）

光田益士　藤田医科大学研究推進本部イノベーション推進部門社会実装看護創成研究センター　講師
（Chapter1）

塚田邦夫　高岡駅南クリニック　院長　（Chapter2-1、Chapter3 チェックリスト1）

真井睦子　日本赤十字社　栗山赤十字病院医療技術部　管理栄養士　（Chapter2-2、Chapter3 チェックリスト2）

木下幹雄　TOWN訪問診療所　院長　（Chapter2-3、Chapter3 チェックリスト3）

戸原　玄　東京医科歯科大学大学院医歯学総合研究科老化制御学系口腔老化制御学講座
摂食嚥下リハビリテーション学分野　教授
（Chapter2-4、Chapter3 チェックリスト4）

大内淑子　公益社団法人宮城県看護協会　大崎訪問看護ステーション　皮膚・排泄ケア特定認定看護師
（Chapter2-5、Chapter3 チェックリスト5）

熊谷英子　在宅WOCセンター　センター長、皮膚・排泄ケア認定看護師
（Chapter2-6、Chapter3 チェックリスト6）

岡田克之　桐生厚生総合病院　副院長、皮膚科診療部長　（Chapter2-7、Chapter3 チェックリスト7）

播磨孝司　さっぽろ在宅医療クリニック　作業療法士　（Chapter2-8、Chapter3 チェックリスト8）

序　文

——どう予防すれば良かったんだろう？　できてしまった床ずれ（褥瘡）を目の前にして、そんな自問自答をされたことがあると思います。反省も大切ではありますが、そこにある傷、そして傷をもった生活に対して、医師は治療を考え、看護師はケアを考え、多職種で取り組んでいくために、ケアマネジャーは新たなケアプランを立てていかなくてはならないのです。

　それではどう連携していくのか、どう動けばよいのか、そんな課題に対して本書がきっとお役に立ちます。

——床ずれをどう予防する？　今この拙文を読まれている方なら、必ず心に抱いている思いではないでしょうか。そしてさまざまな教書や講演、今のご時世ならオンラインセミナーなどで学んでいるはずです。

　でも実際の介護現場に立った時、得られた知識とスキルをどう活かすかが難しいと感じるかもしれません。物事を解決するためには、まず"What—何が問題か？""Why—なぜそれが起こるのか？"を考えることです。それらがわかってこそ"How—どうすればよいか？"にたどり着けるのですから。

　そもそも、床ずれはなぜ発生するのか。人体を物理学的に考えれば、原因は外力となります。みずからの体重が床_{とこ}からの反作用として返ってきて、単純な圧迫のみならず、ずれや摩擦の力として皮膚やその奥の軟部組織を傷害するのです。床ずれが悪化していけば、肉体的ストレスとなって消耗が進み、ご本人にも介護者にも精神的ストレスとなり、在宅療養に影響して社会的ストレスにもなります。すなわち、健康ではない状態に陥るということです。

　在宅での生活の中で、いかに床ずれを予防するか。床ずれを発症してしまうかもしれない利用者にケアプランを提供するという意味において、ケアマネジャーは床ずれ予防の最前線にいると言ってもいいでしょう。

　ケアプランに活かすため、床ずれのリスク（危険因子）をいかにアセスメントするか。よく知られたリスクアセスメントツールとして、ブレーデン・スケールやOHスケールがあります。もちろんそれらを正しく理解して実践できれば良いのですが、より簡便で有用なものがほしいと思いませんか。

　そのための、ケアマネジャーを対象としたリスクアセスメントスケールとして、「床ずれ危険度チェック表®」が開発されました。このスケールは、権威ある日本褥瘡学会大浦賞を授与され、また日本褥瘡学会・在宅ケア推進協会（在宅協）とアルケア株式会社の共同研究により在宅での信頼性と妥当性が検証され、国際誌で世界にも発信されました。

　このチェック表は平易な8項目からなり、在宅ではチェック4個でハイリスクとなります。これをケアプランに活かすため検討に検討を重ねて練り上げ、「床ずれ予防プログラム」（本書）という一つの形を作り上げました。在宅介護の質向上に情熱を注ぐ在宅協メンバーの力を結集した作品と言ってもいいでしょう。

　本書では、まずChapter1で「床ずれ危険度チェック表®」の概要をつかみ、Chapler2で8つの床ずれ発生リスクを学んでください。何が問題か（What）、なぜそれが起こるのか（Why）、その理解を深めることが大切です。Chapter3ではリスクにかかわる問題点の解決策やその先の連携に関するチェックリストが用意されています。リスクアセスメントに始まり、いくつかのチェックを進めることで、どうすればよいか（How）につなげていくのが「床ずれ予防プログラム」のめざすところです。

　本書が上梓される頃、どんな社会情勢にあるのかわかりませんが、人類史に残るコロナ禍は人びとの生活を変えてしまいました。New Normalという言葉が創出されて、奇しくも訪れた新しい時代ではありますが、基本的な床ずれ対策は変わらないはずです。ケアマネジャーをはじめ在宅介護にかかわるすべての職種の皆様に本書を手にとっていただくことで、床ずれで苦しむ人がいなくなるよう願ってやみません。

　最後に、本プログラムの策定と書籍の制作に絶大なるご協力をいただきましたアルケア株式会社 亀田悠樹様、合同会社ナレッジソース 木村純子様、株式会社春恒社 中山五男様、貴重な助言をいただきました日本褥瘡学会理事長 館正弘様に深謝いたします。

2022年4月　桜の花びらそよぐ頃
日本褥瘡学会・在宅ケア推進協会
「床ずれ予防プログラム」開発リーダー
岡田克之

Contents

本書では平仮名で「おむつ」と表記しています。
文献からの引用箇所についても、著作権者の許可を得て「おむつ」の表記に統一しています。

Chapter 1

ケアマネジャー向けアセスメントツール
「床ずれ危険度チェック表®」の活用
―床ずれのリスクをアセスメントする―

> **ポイント**
> ● 床ずれは、圧迫とずれや摩擦が原因でできるキズである。
> ● 床ずれの重症度について、ステージ分類を用いて理解する。
> ● 「床ずれ危険度チェック表®」をアセスメントやモニタリングで活用する。

① 床ずれってなに？

　床ずれ（褥瘡。以後、褥瘡を「床ずれ」とします）は、寝たきりだったり、下半身麻痺などで車いす生活をしている人などに、圧迫とずれや摩擦が原因でできるキズです。

　床ずれは、長時間の圧迫（垂直方向の力）やずれ（横方向の力）により発生しますが、圧迫力にずれ力が働くことで皮膚表面だけではなく、皮膚の奥により大きな力が働きます。そのため、皮膚表面の観察では軽度に見えていても、奥の骨に近い部分が損傷していることもあります。また、ベッド上の移動や車いすへの移乗で、繰り返し同じ場所が擦れることにより皮膚表面にキズができることもあります。このような摩擦によるキズも床ずれです。

　床ずれは一度できると、治すためには長期間のケアが必要になり、介護にも影響します。中には床ずれに感染を起こして、命が危なくなる人もいらっしゃいます。

　床ずれは、原因を知り、しっかり治療すれば治せるキズです。正しい知識でケアをすれば予防することもできます。ケアマネジャーは床ずれができてからの対応ではなく、作らないための「予防」に重点を置く必要があります。

ステージ1：皮膚の限局した発赤で、圧迫しても消退しない

ステージ2：表皮と真皮を含んだ皮膚の中間層損傷（部分層損傷）。臨床的に、擦過傷、びらん、水疱、あるいは浅いクレーター状の潰瘍である。表皮と真皮の一部が、黒色または黄色に壊死していることがある

ステージ3：皮膚の全層損傷で、皮下組織に及ぶ損傷ないし壊死。その変化は筋膜を越えない

ステージ4：筋肉・骨・支持組織（腱や関節包）まで至る深い組織損傷。潰瘍底は黒色または黄色の壊死組織を伴うことが多く、感染を伴いやすい

＊これ以外に、「判定不能」と「suspected DTI」が追加されている

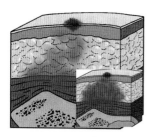 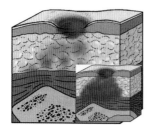 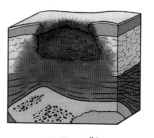 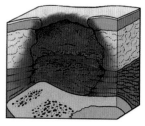

| ステージ1 | ステージ2 | ステージ3 | ステージ4 |

図1　床ずれ（褥瘡）のステージ分類の模式図

（模式図は、日本褥瘡学会・在宅ケア推進協会理事長 塚田邦夫氏が作図・提供）

② 床ずれの基礎知識：重症度の分類

　床ずれの重症度については多くの分類法がありますが、一般的にはNPUAPのステージ分類が用いられています（ 図1 ）。

　NPUAPのステージ分類は、ステージ1からステージ4に分類されています。医療職との連携の中ではこれらのステージが示されることがあるため、ケアマネジャーは基本的な知識として理解しておきましょう。

　このステージ分類では、ステージ1・2なのか、それともステージ3・4なのかの判別が大変重要になります。ステージ1・2までの組織欠損であれば、適切に治療すれば約1か月以内に治る可能性がありますが、ステージ3の皮下組織にまで及んでしまうと、治るのに4～5か月以上かかることが多くなります。

③ 床ずれ予防のためのアセスメントツール

　在宅医療・介護を受けている人に床ずれ発生の危険性がどの程度あるのかを予測できないと、床ずれ予防を実現することはできません。限られたマンパワーの中で、床ずれ発生の危険度を正しく予測するのが、床ずれリスクアセスメントスケールです[1]。

　「床ずれ危険度チェック表®」（ 表1 ）は、ケアマネジャーが活用することを前提に本邦で開発された床ずれ予防のリスクアセスメントスケールです[2,3]。このスケールは、病院で広く活用されているほかのリスクアセスメントスケール（ブレーデンスケールやOHスケール）とも相関性があることがわかっており[4,5]、日本褥瘡学会・在宅ケア推進協会として活用を推奨しています。

　「床ずれ危険度チェック表®」の特徴を理解し、"科学的介護"に基づいたケアプランの作成と調整、ならびにモニタリングに役立てていきましょう。

④ 「床ずれ危険度チェック表®」を活用する

　ケアマネジャーは、利用者の生活上の課題を明らかにするために、本人の心身の状態をチェックし、まだもってい

表1　床ずれ危険度チェック表®

評価実施日：　　　　年　　　月　　　日

	項目	チェック
1	自分で寝返りがうてない	
2	痩せて、骨張っている	
3	足や腕の関節を伸ばすことができない	
4	食事量（回数）が減った	
5	体が汗で湿っていることがある	
6	おむつを常時使用している	
7	足が浮腫んでいる	
8	ギャッチアップ機能を利用して体を起こしている	
	合計	個

4個以上にチェックが付いたら「床ずれハイリスク」と判定する。
（→「付録1」〈p.48〉参照）

る能力を確認したり、生活上困っていることなどのアセスメントを行います。国はアセスメントに必要な課題分析標準項目23項目を定めていて、その中では床ずれについても「褥瘡・皮膚の問題」として扱っています。そのためケアマネジャーが床ずれの有無を確認することは、必須だといえます。

すでに床ずれがある人への活用

すでに床ずれがある場合には、その完治を目標にあげ、医療的処置を中心に計画します。

介護者だけでは十分な処置ができない場合や、独居で介護者不在の場合には、訪問看護を中心とし、訪問介護、訪問リハビリや訪問入浴など訪問系サービスを入れていきます。このときにチームケアが作られていくのと同時に、「床ずれ危険度チェック表®」を用いて床ずれができた原因をアセスメントし、その対応策を多職種で検討していくようにします。

床ずれがない人への活用：床ずれ予防の早期介入につなげる

床ずれがない場合、何も対応が必要ないかというと、ケアマネジャーは経験上床ずれのリスクがありそうな状況に気が付いている場合があります。しかし確信がもてないと、なかなか医療につなげることが難しいようです。そのようなときに「床ずれ危険度チェック表®」を活用しましょう。

「床ずれ危険度チェック表®」の8項目は、床ずれの発生に大きく影響する要因が選ばれています。チェックして4個以上の場合、「ハイリスク」となります。

利用者がハイリスクであることがわかったら、主治医や医療系の専門職に相談を始める必要があります。なんとなく床ずれの恐れがあるということではなく、はっきりと根拠をもって相談できるということで、医療との連携が早めに始められます。

本書では、チェック表のそれぞれの項目について、なぜ床ずれの発生に影響しているのかの理由が述べられ、対策とケアも示されています。ケアマネジャーは基本的知識としてこれらの項目を学び、担当する利用者が該当する場合には、対策とケア内容に沿ってケアプランに入れていきましょう。このようにハイリスクの段階から改善を図っていくことにより、床ずれの発生を予防することができます。

対策とケア内容は多専門職の協働の上で成り立っていくので、早い段階からチームケアが機能していくことも求められます。床ずれを起こさないためにシームレスに協働できるチームが地域の中で活動し始めると、今後、在宅療養の重度者にも活用できることが期待されます。本書は、ケアマネジャーにとって安心できる、頼れる存在となることでしょう。

「床ずれ危険度チェック表®」の使い方（付録1〈p.48〉）

「床ずれ危険度チェック表®」では、8項目のリスク要因の有無を見ていきます（ 表2 ）。前述のように、4項目以上にチェックが付いた場合に「床ずれハイリスク」とみなします。

「Chapter2 床ずれのリスク要因の理解」（p.7～38）では、床ずれのリスクについて項目ごとにわかりやすく解説しているので、読んで理解を深めるようにしてください。

①初回アセスメント時

初回アセスメント時に、障害高齢者の日常生活自立度（寝たきり度）がB1以上であれば、床ずれの有無にかかわらず、「床ずれ危険度チェック表®」を使用してみましょう。ハイリスクであるとわかったら、該当した項目の対応方法を検討します。（→「Chapter3 チェックリストの活用」〈p.39～45〉参照）

②毎月のモニタリング時

毎月のモニタリング時のチェックも重要です。当初ハイリスクでなかった利用者でも、病気の進行や生活環境の変化などにより床ずれの危険度は変化する可能性があります。これまでと状況が変わっていないか把握します。

③チーム連携のためのツールとして活用

チームケアのメンバーにも「床ずれ危険度チェック表®」を付けてもらい、多専門職の視点からアドバイスをもら

表2 「床ずれ危険度チェック表®」の8項目について

①自分で寝返りがうてない	介助なしでは自力で寝返りができない場合をいいます。ほとんどの場合、体が麻痺していたり、全身の筋力が低下していて、体を動かしたくても動かせない状態です。また認知症の人では、体を動かすのを忘れていることもあります。何かに気をとられてじっとしていることもあります
②痩せて、骨張っている	痩せて筋肉や脂肪が少なくなり、骨が出ている状態です。寝たきりになっている場合、おしりの中央にある骨（仙骨）が突出した部位は床ずれになりやすいです。それ以外にも、骨張ってくる箇所が多くあります
③足や腕の関節を伸ばすことができない	足や腕の関節を他動的に動かしてみて、関節の動く範囲に制限がある状態です。疼痛があるために関節の動く範囲に制限が出ている場合も含みます
④食事量（回数）が減った	通常、1日に摂るべき食事量が減った状態です。1回ごとの食事量が少なくなっている場合や、食事回数が少なくなっている場合もあります。全体としてとらえて考えます
⑤体が汗で湿っていることがある	いろいろな原因で汗が出て、自分で拭いたり、衣類を交換することができないために体が汗で湿っている状態です。病気で汗が多く出る人や、厚着をしたり布団を多くかけるなど環境要因で汗をかいている状態がみられます
⑥おむつを常時使用している	トイレに行って排泄ができないために、おむつを着用している状態です。尿便意がなくなっているために常時使用している場合が多くなります。また、歩ける人でもリハビリパンツに尿取りパッドを使っている人も含まれます
⑦足が浮腫んでいる	両足または片足に水分がたまって腫れている状態です
⑧ギャッチアップ機能を利用して体を起こしている	利用する回数や時間の長さにかかわらず、日常的に電動ベッドのギャッチアップ機能を使っている場合です

うこともできます。多くの専門職の方々と共通の視点で利用者を見ていくことができれば、小さな変化から早くに気づくことができるでしょう。

文献

1) 岡田 克之: 褥瘡のリスクアセスメントと予防対策. 日老医誌 2013; 50：583-591.

2) Kohta M, Kameda Y, Morita S: Knowledge and practice for pressure injury prevention among care managers in a home care setting: A cross-sectional study. Chronic Wound Care Manage Res 2017; 4: 99-105.

3) 森田貞子, 光田益士, 中村千香子, 亀田悠樹: ケアマネジャーを対象とした褥瘡リスクアセスメントの開発. 褥瘡会誌 2019; 21(1): 34-40.

4) Kohta M, Ohura T, Tsukada K, Nakamura Y, Sukegawa M, Kumagai E, Kameda Y, Kitte T: Inter-rater reliability of a pressure injury risk assessment scale for home care: a multicenter cross-sectional study. J Multidiscip Healthcare 2020; 13: 2031-2041.

5) Kohta M, Ohura T, Okada K, Nakamura Y, Kumagai E, Kataoka H, Kitagawa T, Kameda Y, Kitte T: Convergent validity of three pressure injury risk assessment scales: comparing the PPRA-Home (Pressure Injury Primary Risk Assessment Scale for Home Care) to two traditional scales. J Multidiscip Healthcare 2021; 14: 207-217.

MEMO

本書における「ヘルパー」について

通常、在宅における「ヘルパー」は「訪問介護員」を指しています。しかし在宅でも、居住系高齢者施設においては、介護職員のことをヘルパーと呼ぶこともあります。

これらを踏まえた上で、本書においては家族に代わって身体介護や生活援助を行う専門職を総称して「ヘルパー」と呼ぶことにしています。

Chapter 2

床ずれのリスク要因の理解
―床ずれができる人はどういう人か―

床ずれのリスク要因の理解
―床ずれができる人はどういう人か―

1 自分で寝返りがうてない

ポイント

- 寝返りせずにじっとしていると、筋肉が減り、骨の出た部位に高い圧力がかかり、床ずれになる。
- 寝たきりだと食欲がなくなり、低栄養になって、床ずれの発症を促進する。
- 寝たきりを避けるため、体圧分散やずれ対策をしたうえで座位時間をつくる。
- 体位変換が可能な人にはウレタンマットレスを、まったく体位変換ができない人には高機能エアマットレスを選択する。

1 なぜ床ずれになりやすいのか

　寝返りせずにじっとしていると、使わない部分の筋肉が減り、骨の出っ張りが目立ってきます。骨の出た部位には高い圧力が長時間かかるため、血の流れが悪くなり、やがて組織は死んで床ずれになります。さらに寝返りがうてず寝たきりだと、胃腸が動かず、食欲も低下し、栄養状態が悪くなります。このように寝返りがうてないと、圧迫と低栄養で床ずれが起こりやすくなります。

　「寝返りをうてない」状態とは、次の3つの場合が考えられます。

① 意識が低下していたり、神経が麻痺しているため、不快感を感じない
② 不快感があっても、麻痺のために体を動かせない
③ 何かに集中していて、不快感を忘れる

　①は、脳梗塞後遺症や脊髄損傷、ショック状態などでみられます。

　②は、筋萎縮性側索硬化症（ALS）などの神経難病の人や、脳梗塞後遺症、筋肉が減ってしまった高齢者などがあてはまります。マットレスを選ぶときに、かろうじて寝返りをうてる人に、高機能なエアマットレスを用いたため、自力で寝返りがうてなくなる例もこのグループに入ります。

　③は、比較的元気な人でもみられ、テレビやゲームに熱中しているときなどがあげられます。新型コロナウイルス感染症が広がり、外出を避ける高齢者が家にこもって、いすやベッド上で1日中じっとテレビを見ている状態が該当します。

　認知症では、当初②の状態であったのが、①の状態へと進行していきます。

2 対策とケア

適切な車いすや体圧分散寝具の選択と使用

　比較的元気な人の場合には、できるだけ離床を図り、座位姿勢を長くとるようにします。このとき座面には床ずれ予防クッションを用いること、肘かけのあるサイズの合ったいすの使用が必要です。体力の低下した人が長時間座位

姿勢をとると疲労するため、疲労しない程度にとどめます。

　自分で座位姿勢がとれない人には、座面が傾くティルト・リクライニング車いす（p.10〜11 Column ）が必要です。

　臥床時のベッドには、体圧分散寝具を使用します。このときに少しでも体位変換能力のある人には、ウレタンマットレスを用います。しかし、まったく動けない人の場合は、高機能エアマットレスが必要です。

　マットレスの選定に自信がない場合は、OHスケール（ 表1、2 、 図1 ）を使うと容易になります。

体位変換の実施

　日中のベッド上では、適宜身体を左右に傾け、同じ部位に圧迫がかかり続けないようにします。在宅では、体圧分

表1　床ずれ危険度評価表（リスクアセスメントスケール）：OHスケール

1	自力体位変換	できる　0点	どちらでもない　1.5点	できない　3点
2	病的骨突出（仙骨部で測定）	なし　0点	軽度・中等度　1.5点	高度　3点
3	浮腫	なし　0点	あり　3点	
4	関節拘縮	なし　0点	あり　1点	

＊体位変換は、声をかけないとしない場合は3点
＊1＋2＋3＋4の合計で床ずれリスクを判定する
　0点：リスクなし、　1〜3点：軽度リスク、　4〜6点：中等度リスク、　7〜10点：高度リスク

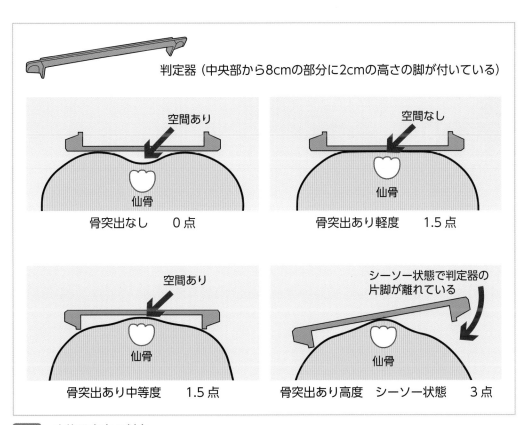

図1　病的骨突出の判定

表2　在宅におけるマットレスの選択：OHスケールの点数に応じてマットレスを選定

床ずれリスク	適応マットレス
軽度：1〜3点	厚さ8〜9cmの静止型マットレス
中等度：4〜6点	厚さ10cm以上の静止型マットレス
高度：7〜10点	コンピューター制御圧切替自動調整型マットレス

在宅など介護力の低下している状況の場合、中等度でもコンピューター制御圧切替自動調整型マットレスを選択

散マットレスの下に枕を入れたり抜いたりする小さな体位変換も有用で、介護負担も軽くなります。寝たきりでも拘縮のない人や程度の軽い人には、自動体位変換機能のあるマットレスも選択肢にあげられます。ただし、四肢の拘縮が強い人の場合、自動体位変換機能のあるマットレスの使用は安定性が悪く、体圧分散効果も薄れます。

寝たきりの人への対応

寝たきりだと脳への刺激が少なくなるため、体位変換をしたり、話しかけたりすることが勧められます。その場合、

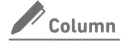

Column 「リクライニング車いす」と 「ティルト・リクライニング車いす」の違い

　リクライニング車いすは、座面が水平のままで、背中を倒すことができ、足部も持ち上げることができます。一方、ティルト・リクライニング車いすは、リクライニング車いすの機能のほかに、座面の角度を変えること（ティルト）ができます。この両者の違いは、床ずれの発症や予防効果に大きく関係します。

〈リクライニング車いす〉

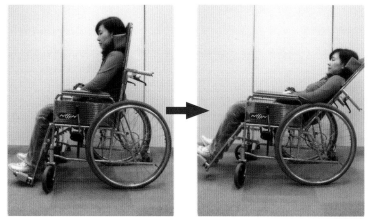

　右側の写真は、リクライニング車いすの背中を倒し、足部を持ち上げた状態を示しています。安楽そうに見えますが、座面が水平なため、時間の経過とともに体は少しずつ前方へと滑っていきます。結果として、仙骨尾骨部および踵部に高い圧力とずれをもたらし、床ずれ発症につながります。車いすに座っている人にとっても不快な姿勢です。

いきなり体を傾けることは避け、必ず声かけをしてから行うようにしましょう。夜間寝ている時には体位変換はしなくてよいです。

　寝たきりで栄養低下の危険性のある人には、好みの味で、量は少なくても栄養価の高い食事の提供を心がけます。何も対策をしないと、かんだり飲み込んだりする力も衰えていきます。これを予防するために、摂食嚥下訓練（かんだり飲み込んだりするときに使う筋肉の強化運動）や頸肩部の筋力強化訓練なども行っていきます。

〈ティルト・リクライニング車いす〉

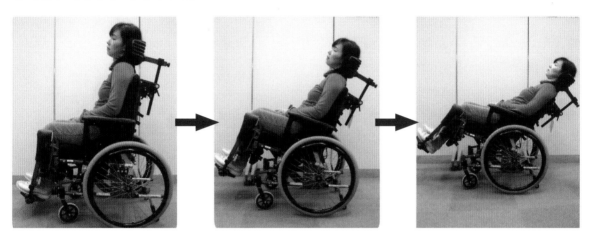

　ティルト・リクライニング車いすでは、真ん中の写真のように座面を傾けることができます。座面を傾けた（ティルトした）後、背中を倒し、足部を持ち上げたのが、右側の写真です。

　頭部・背部・臀部・大腿部・下腿部・足底部の接触面に圧が分散され、時間が経っても体が前方に滑ることなく、ずれは最小限になります。安楽な姿勢を保てるとともに、床ずれ発症予防効果も期待できます。

　在宅においては、寝たきりの方の移動手段として、主に車いすが選択されています。車いすは、ほぼ介護保険でのレンタルになります。レンタル価格は多少高くなりますが、寝たきりの方には「リクライニング車いす」ではなく、「ティルト・リクライニング車いす」を選択しましょう。
ティルト・リクライニング車いすの使用にあたっては、座面には床ずれ予防クッションを用い、座面の高さや背張りベルトの調整を含めたフィッティングを専門職（福祉用具専門相談員や理学療法士等）に依頼するようにしましょう。

(Columnに掲載している写真は、日本褥瘡学会・在宅ケア推進協会編，下元佳子著：第Ⅴ章　在宅のリハビリテーション．2.車いすの選び方とシーティング．床ずれケアナビ　全面改訂版　在宅・介護施設における褥瘡対策ガイド．2017.p.169，図4・図5より改変)

2 痩せて、骨張っている

ポ
イ
ン
ト

● 痩せて、骨張ってくると、骨が皮膚から突出した（骨突出）状態となり、骨突出部に床ずれが発生しやすくなる。
● 痩せてくると活動性が低下し、倦怠感が増し、病気に対する抵抗力や免疫力も低下しやすくなる。
● 痩せの原因はもともとの病気の悪化や食事環境、社会的要因などに加え、うつなどの精神的要因も関係する。
● 痩せの改善には、少量高カロリー高タンパクの食事の工夫や医薬品栄養剤等をうまく利用する。

1 なぜ床ずれになりやすいのか

「痩せて、骨張っている」ことと床ずれ発生との関連

　痩せが進むと全身倦怠感や疲労感が増して、活動性が低下していきます。また、認知症や神経難病による廃用（加齢や病気で身体全体またはある部分を長期間動かさなくなる）が加わると、筋肉の萎縮が起こり、骨が皮膚から突出して「骨突出（骨張っている）」という状態がみられるようになります。

　床ずれの多くは骨突出部に発生します。床ずれができやすい箇所を 図1 に示します。

「痩せ」の影響

　痩せが進んでいくと、めまいや不眠、皮膚が傷つきやすくなったり、毛が抜けたり、体温が低下します。ひどくなると徐脈や浮腫などの症状がみられます。

　栄養状態の低下は、もともとの病気（肺疾患や心疾患、腎疾患）を悪化させる原因にもなります。また、免疫力を低下させ、感染症に対する抵抗力が衰えて、ちょっとしたことで発熱したり、様々な炎症を起こします。

「痩せ」の原因

　痩せの原因としては、以下があげられます。

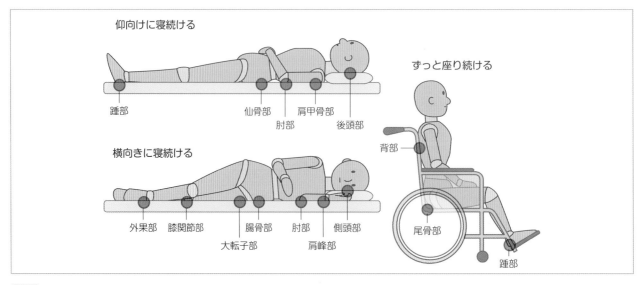

図1　床ずれができやすい箇所

① 食事摂取量の低下

② 加齢によるもの：消化機能・循環機能・代謝機能の低下

③ 貧困による食材購入の制限、孤食（一人で食べる）、人とのかかわりがない社会的要因。認知症やうつ。栄養管理に関する誤認識（例：十分に食べることは身体によくないなど）

④ 疾患による異化亢進
　＊異化亢進とは、肺気腫や肝硬変、腎不全などの病気の悪化により栄養が十分に摂れなくなると、体内のタンパク質（主に筋肉）や脂肪など、身体が蓄えているエネルギーをどんどん分解することで生命を維持している状態

⑤ 病気に対して投与される薬物の多剤服用による食欲低下・筋量低下など
　（注意したい薬剤：睡眠薬・抗不安薬、抗うつ薬、抗パーキンソン病薬など）

⑥ 口腔内の問題：義歯が合わない、口腔内が汚れている、歯がないのに義歯をつくらず食べるものに制限がある

⑦ 認知症による失語や失行の進行で食べる量が減少、不適切な食事形態の提供（食べないのではなく、食べられない）など

② 対策とケア

痩せて、骨張っている体の床ずれ予防

　痩せて、骨張っている人への対策では、栄養状態を改善し、床ずれになりにくい身体をつくっていくことが重要です。栄養改善には時間が必要なので、まずは環境を整えます。

① 環境面の対策は、ベッドのマットレスを床ずれ予防対策用のマットレスへ変更します。いきなりエアマットレスにするのではなく、身体状況に合わせてまずは静止型のマットレスを選択します。マットレス選択の判断にはOHスケール（→p.9の 図1 参照）を活用し、福祉用具専門相談員やリハビリテーション担当者へ相談するとよいでしょう

② マットレスに加え、姿勢保持や減圧の補助として、ポジショニングクッション（ウェルピー®やロンボ®等）も活用しましょう

③ 座位姿勢では車いすのクッションを厚手のものに変更しましょう

　これらは、人の体の痩せている部分を用具で補うという考え方です。さらに同時進行で行う栄養改善により身体の改善ができてきたら、徐々にもとの環境に戻してもよいでしょう。

痩せて、骨張っている体を改善するには

　痩せて、骨張ってしまう原因について前述しましたが、改善のためには、まずは「食べる量を増やす」ことが一番です。しかし、買い物に行けなかったり、調理困難または調理が苦手であったり、独居であったりすると、家族大勢の食事に比べ、食品の種類は少なくなります。また、食べる雰囲気にもなりにくく、食事量は少なくなりがちです（ 図2 ）。

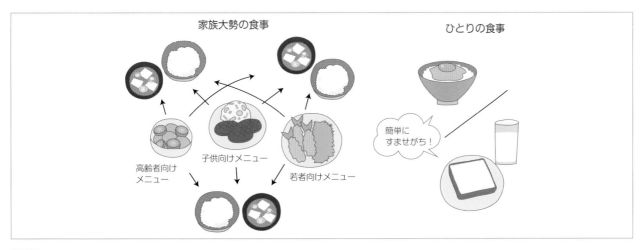

図2 家族大勢と一人暮らしの場合との食事内容の違い

改善対策 その1：家庭にあるもので、少量で高カロリーに！

「食べる量を増やす」と言っても、おなかに入る量が決まってしまっていて食べられなかったり、飲み込みに障害があったり、食事時間が長くなると座っていても疲れてしまったりなど、一度にたくさん食べられないことが多いのが実状です。そこで家庭にあるものを利用して、少量でも高カロリーになるよう工夫するようにします（表1、図3）。

改善対策 その2：タンパク質を手軽に！

少量・高カロリーにすることも大切ですが、年齢と共に筋肉量が低下するので、筋肉の素材となるタンパク質もできれば一緒に摂りましょう。かといって肉や魚を増やしても、量が多くて食べられなくなるので、飲み物や食べ物に簡単に混ぜることができる粉タイプや、水の代わりに使用する牛乳や豆乳などがお勧めです。スポーツ選手が購入するプロテインパウダーでなくても、身近に手軽に摂取できるものもあります（表2、図4、5）。

表1　カロリーアップができる食品

商品	目安	特徴
マヨネーズ	大さじ1杯	約100kcalアップ。様々な食材を乳化してなめらかにする作用がある。ぽろぽろの食材（ゆで卵など）をまとめて飲み込みやすくする作用もある
すりごま（黒と白両方）	大さじ1杯	約50kcalアップ。ごまは生活習慣病をまねく活性酸素を抑えるゴマリグナンを含む
バター	10g（小さじ2杯）	約80kcalアップ。ほとんどが脂肪だが、料理の風味を増し、コクを与える
ごま油	大さじ1杯	約120kcalアップ。ごま油に含まれるリノレン酸やリノール酸などの不飽和脂肪酸には抗酸化作用があり、生活習慣病予防効果がある。料理にさっとかけて食べてもおいしい
豚バラ肉	10g（スライス1枚）	約40kcalアップ。豚バラは食材に肉の旨みを与える。ビタミンB$_1$やコラーゲンを含む
揚げ玉	大さじ1杯	約30kcalアップ。卵焼きや野菜炒め、カレーライスやシチューなど、様々な料理にふりかけのように入れると、あっという間にカロリーアップがはかれ、料理にコクが出ておいしくなる
アマニ油えごま油	大さじ1杯	約120kcalアップ。多価不飽和脂肪酸で動脈硬化を予防するオメガ脂肪酸を多く含み、一食あたり小さじ1杯、1日3回、おかずやごはん、パンなどにかけるだけで手軽にカロリーが補充できる

表2　手軽にタンパク質を摂取できる食品例（粉タイプのタンパク質や水の代わりに使用する牛乳など）

商品	目安	特徴
きなこ	大さじ1杯	タンパク質が約2.6g（卵の約半分）ある。お好み焼きなど小麦粉の代わりにきなこを使用することでタンパク質アップが可能。フライや天ぷらのころもに使用するのもよい
おからパウダー	大さじ1杯	タンパク質を約1.5g含む。おからパウダーは、食物繊維も豊富（約2.7g）。小麦粉の約3倍水分を吸収するので、食べごたえが増す
牛乳	100cc	カロリーが約60kcalあり、タンパク質は3.3gもある。牛乳でご飯を炊いたり（甘味が出ておいしくなる）、汁物や揚げ物にも使用できる。水分の代わりに使用すると、タンパク質アップ

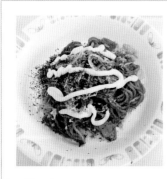

調理油大さじ1杯、マヨネーズ大さじ2杯を使用。通常の焼きそばよりも約316kcalアップする

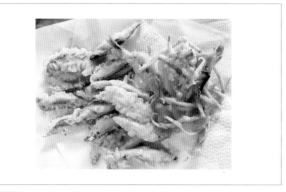

図3 カロリーアップができる食品を使った調理例：マヨネーズと油の両方で炒めた焼きそば

図4 粉タイプのタンパク質を使用した調理例：牛乳ときなこを使用した天ぷら

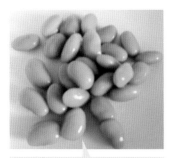

むき枝豆（冷凍）は何の料理にも合う！ 手軽にタンパク質の摂取が可能！

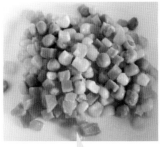

ミックスベジタブルは手軽に野菜を摂取できて色どりもよい

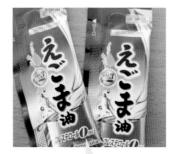

えごま油やアマニ油は、できあがった料理にかけるだけでカロリーアップに！

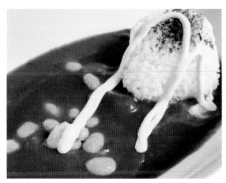

調理例：油を多めにして豚バラ肉を炒め、冷凍食品のむき枝豆やえごま油を加えたカレーライス。調理時間は約10分ほど。タンパク質量5〜6g、カロリーは240kcalほどアップする！

＊ほかにフライドポテトの冷凍などを調理に使用すると皮むきが不要となり、調理時間を短縮できる

図5 加工食品活用例

改善対策 その3：ヘルパーにお願いする

著者が訪問している高次脳機能障害の独居男性の例

　BMIは16。痩せて、身体が骨張っています。肺気腫で「異化亢進」が進み、多くのエネルギーやタンパク質が必要です。ヘルパーが料理を準備しても時間制限があり、何品もつくれません。また何品かつくっても、本人は集中困難で半側空間無視(右脳の障害で左側のものを認識できない)もあり、1品しか食べません。デイサービスでは職員が勧めるので、3品のおかずを全部食べています。

　自宅でも栄養摂取が必要であるため、毎日の料理をつくるヘルパーに、時短メニューとして冷凍食品やレトルト食品の活用を勧めました。最初、ヘルパーは冷凍食品やレトルト食品の使用をためらっていましたが、目標は体重増加であり、食品の使用に制限はないことや調理に決まりなどがないことを説明し、目標達成のために調理時間を短縮し、残った時間は食事を勧める時間にして、食事を見守ってもらいました。またすべての料理をまとめて摂取できるように、ワンプレートにしてもらいました。そうすることで摂取量が増えました。また先に示したカロリーやタンパク質を増量させる食品を常時使用してもらい、少量・高カロリーにしてもらいました。空いた時間で利用者との会話も増やしてもらえるようになりました。

◎ 食器や盛り付けを工夫し、様々な食材の活用により少量・高カロリーにして体重アップを図る。
◎ ノートを準備して、ヘルパーと調理の提案を行っていく。

改善対策 その4：医薬品栄養剤を活用する

　痩せの改善のために、主治医に医薬品栄養剤を処方してもらうのもよいでしょう。医薬品栄養剤は最近、いろいろな種類や味があります。少量で高カロリーのものがよいでしょう。食べられないけれど、飲み物だったら飲むことができる、という人もいらっしゃいます。

　医薬品栄養剤には、食事だけでは補うことができないビタミンやミネラル等の栄養素が豊富に含まれていること、だいたい1パックに200〜300kcalくらいカロリーがあるので、1日1個飲むことができれば、1か月で1kgの体重増加が期待できます。一度に全部飲まなくても、1日かけてお茶代わりに飲んでもらうとよいでしょう。

医薬品栄養剤の味に飽きたり、飲みづらいと感じたら……

　医薬品栄養剤を飲みやすく、おいしく飲むために、 **図6** のように乳酸飲料やオレンジ味・グレープ味などの炭酸飲料をペットボトルのキャップ1杯分くらい医薬品栄養剤に入れて混ぜると味が変わり、おいしく飲みやすくなります。ぜひ試してみてください。

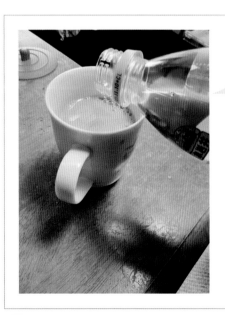
「飲みづらいなあ……。」と感じたら、
これらをちょっと入れて飲んでみてください

炭酸飲料や乳酸飲料を少し加えるだけで飲みやすくなります

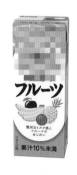 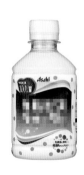 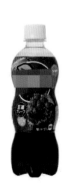 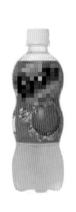

図6 医薬品栄養剤を飲みやすく！

改善対策 その5：おやつも楽しく、おいしくカロリーアップ

食事を一度にたくさん食べられなくても、間食でおやつを少しでも食べることで栄養補給ができます。

クッキーやケーキなど、その人が好きで食べやすいものをおやつに食べてもらうとよいでしょう。

売っているお菓子の後面に記載されている「熱量」という表示を見て、数字の高いものを選んで購入して食べてもらいましょう。揚げてあるドーナツ、生クリームの洋菓子や食べやすいやわらかい蒸しパンなど、間食に食べられそうなものがよいでしょう。

◎ ドーナツやカステラに牛乳や泡立てない生クリームをかけて浸してあげると、しっとりして食べやすくなり、カロリーアップにもなる。

◎ 賞味期限の長い、絞るだけで食べられるホイップクリームを利用することで、普通のパンもおいしく食べられる（図7）。

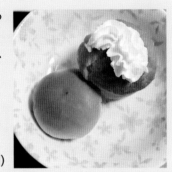

図7　食べやすくする工夫（一例）

③ 「バランス」ではなく、食べたいものを

痩せて、骨張っている人には、食事のバランスよりも、できるだけ効率よくエネルギーやタンパク質を摂取してもらうことを第一に考えます。その人が好きで、よく食べるものを優先し、嗜好を重視したアレンジメニューを提供することがとても重要です。

3 足や腕の関節を伸ばすことができない

ポイント

● 長期間、関節を動かすことができないと筋肉が硬くなり、伸ばすことができなくなる（拘縮）。
● 安楽な姿勢がとれないと筋肉の緊張が高まり、拘縮の原因となる。
● 足や腕の関節を伸ばすことができなくなると、良好な体位をとることができず、床ずれのリスクになる。
● リハビリテーションやデイサービスなどにより活動性を高めることで、拘縮は予防できる。
● 安楽な姿勢をとれるよう、ポジショニングを工夫することも重要である。

1 なぜ床ずれになりやすいのか

足や腕の関節を伸ばすことができなくなると、なぜ床ずれになりやすいのか

関節が動かしにくくなった状態のことを「拘縮」といいます（ 図1 ）。

足や腕の関節が伸ばせなくなると、一定の方向に体が向きやすくなり、安楽かつ良好な体位をとりにくくなるため、身体の特定の部位に圧力やずれが集中し、床ずれが発生しやすくなります。また、足や腕の関節は曲げる筋肉のほうが強いため、対策をとらないと、関節が曲がった状態で固まることが多く（ 図2 ）、関節の突出した部位（膝や肘、肩など）が寝具や柵などの硬い用具にあたって、床ずれが起きやすくなります。

足や腕の関節が伸ばせなくなる原因

関節を動かすことができず、同じ姿勢をとり続ける

脳梗塞の後遺症や寝たきりなど日常生活動作（ADL）が低下した状態で長期間、関節を動かすことができず同じ姿勢をとり続けた際に拘縮が起きます。長期間動かない筋肉の細胞の中には、コラーゲンというタンパク質が沈着しやすいことが知られています。本来コラーゲン線維は弾力性をもつため、物体の構造を保ったり、水分を保持することなどに役立ちますが、筋肉内に過剰にたまってしまうと性質が変化し、柔軟性が失われ、硬くなり動かすのが困難になる、いわゆる「拘縮」が発生することになるのです（ 図3 ）。

安楽な姿勢を長期間とっていない

安楽な姿勢を長期間とっていなかった場合に、筋肉の緊張が高まり、拘縮が生じやすくなるとされています。関節

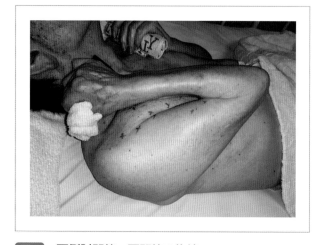

図1 両側肘関節、肩関節の拘縮
関節が硬くなり、伸ばせなくなった状態

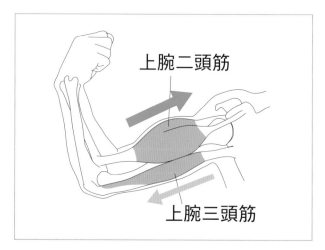

図2 曲がった状態で固まりやすい理由
曲げる力（屈曲）のほうが伸ばす力（伸展）より強いため、対策をとらないと、曲がった状態で固まってしまう

上腕二頭筋

上腕三頭筋

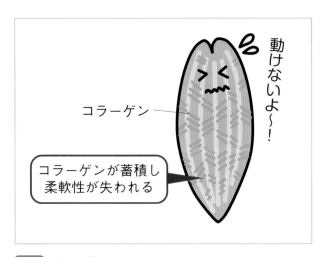

図3　筋肉が硬くなる原因
ADLが低下した状態で長期間、筋肉を動かさないでいると、コラーゲンが沈着し、柔軟性が失われて硬くなってしまう
（久松正樹：拘縮はなぜ生じるのか. アルメディアweb . https://www.almediaweb.jp/expert/feature/1905/index01.html）

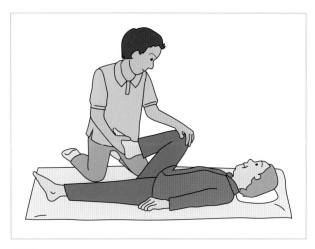

図4　拘縮予防への対策
デイサービスやリハビリなどを導入し、日常の活動量（ADL）を増やすことで可動域を維持することができる

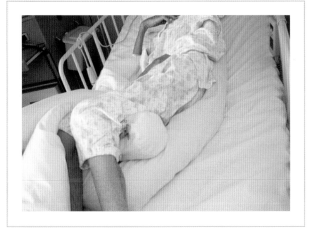

図5　安楽な姿勢をとるための工夫
安楽で適切な姿勢がとれるようにリハビリを含む各専門職と連携を図り、ポジショニングクッションやマットレスなど必要な福祉用具を導入する
（日本褥瘡学会ホームページより．http://www.jspu.org/jpn/patient/protect.html）

が動かしづらくなったからといって安静を保っていると、筋肉内にコラーゲンがより一層たまってしまい、関節の屈曲がさらに悪化するという悪循環に陥ります。そのため、無理のない範囲で少しずつ動かすことからリハビリテーション（以下、リハビリ）を始め、関節が固まってしまうことを予防しましょう。

② 対策とケア

同じ姿勢をとり続けることへの対策

　活動量が低下してきたらデイサービスやリハビリなどを積極的に導入し、日常の活動を促すことで関節拘縮を予防することが可能となります（図4）。リハビリの際には、筋肉をほぐし、痛みを伴わない範囲で動かせる角度を少しずつ広げていくことが大切です。

安楽な姿勢を長期間とっていないことへの対策

　安楽な姿勢をとることができないと筋肉の緊張が高まり、関節の拘縮が進行することが知られています。理学療法士や作業療法士、看護師や福祉用具専門相談員と連携し、安楽で適切な姿勢（ポジショニング）がとれるように介護者に指導すると同時に、ポジショニングクッションなどを活用して、介護者の介護力に合った介助法のアドバイスを行います（図5）。床ずれ予防マットレスの検討を始めることも大切です。

4 食事量（回数）が減った

ポイント
- 食事量や回数の低下が続くと筋肉が減り、むくみも出るので、床ずれの原因となる。
- 食事量や回数の低下は、摂食嚥下障害のみが原因ではない。
- 医学的な問題だけではなく、精神的・社会的・経済的な問題も考慮する。
- 食べることができていない場合には、薬が飲めているか、誤嚥の危険性はないかについても注意する。

1 なぜ床ずれになりやすいのか

　食事量（回数）が減った状態が続くと、栄養摂取量が減るのでまず脂肪が減って痩せ、さらに低栄養や低活動により筋肉も減ると、寝返りがうてなくなります。タンパク質の摂取が減ると、血液が薄くなり血管中の水分が血管外に漏れていくので、むくみが出てきます。寝返りをうてなくなったり、むくみが出ることは、床ずれの原因となります。

　栄養状態の変化を知るには、体重を月1回程度測っていくことを強く勧めます。半年以内に5％の体重減少（たとえば40kgの人で2kg）があれば栄養状態が悪化していると考えられるため、主治医に相談・報告しましょう。

　食事量や回数の減少には、①生活・食事環境、②食事介助、③姿勢、④認知、⑤薬の副作用、⑥口の問題、⑦摂食嚥下障害、⑧疾患など、様々な原因があります。

2 対策とケア

生活・食事環境の改善

　生活・食事環境の問題としては、食事の準備が困難、簡単なものや同じものしかつくることができないなど食事をつくる上での問題や、配食サービスを利用しているが味付けが好みでない、もともと偏食があるなど好き嫌いに関連するような問題、最近施設に入ったばかりでまだ慣れていないなどといった環境の変化に関する問題があります。また飼っていた犬が最近亡くなって落ち込んでいる、介護者から「痩せるからもっと食べろ。窒息しないようによく噛んで食べろ」などと食事中にいつも言われるのでもう食事が嫌だといった精神的な問題も食欲に大きく影響します。

　社会性がなくなって一人で食事をしていると（孤食）、食事に気を遣わなくなり、いつもうどんしか食べないといった栄養のバランスがくずれることも起こります。経済的な問題で様々な食品・食材を買うことができず、いつも値段が安いもの、同じようなものしか食べないということもあります。このように食事は社会性・経済性が大きく影響してきます。そのため生活の中で起こっている問題に気づき、改善していくことが大切です。

食事介助

　食事介助の仕方も大切です。基本的には一口量が多すぎず、口の中が空になってから次の食事を口に入れるようにしましょう。食事に使うスプーンやフォーク、箸なども摂食嚥下機能に合わせたものを選択するようにします。障害があっても使いやすい器具のことを「自助具」といいます。

　食事をつくる上での問題が大きければ管理栄養士、摂食嚥下機能の問題であれば言語聴覚士、自助具などの利用については作業療法士に相談しましょう。

　食事内容の具体的な工夫については「2.痩せて、骨張っている」の項（p.12〜17）を参照してください。

姿勢への対策

　食事する姿勢が不良・不快であると、食事をとりづらくなります。座面の高さが最も大切で、座面の高さが膝下の

長さと合っていて、足底がしっかりと接地するようにします。座面の長さは短くても長くても不安定な姿勢になります。

　食事の時には通常、若干前屈した姿勢をとりますが、極端な猫背はよくないので直しましょう。また、テーブルの高さが高すぎると食事内容が見えず、食べる意欲の喪失につながります。できればちょうどよい高さの肘かけのあるいすや車いすの使用をお勧めします。

　身体と摂食嚥下機能についての研究[1]から、手足の筋肉よりも体幹（体の中心）の筋肉のほうが、摂食嚥下時に使われる筋肉により強く影響することがわかっています。したがって体幹を保つ姿勢で生活を送ること、体幹が弱い場合には食事中の座位姿勢を安定させることがとても重要です。また、体の動きが悪くても寝たままにはせず、ギャッチアップや座位に近い姿勢をとるなどして体を起こす時間をつくることが大切です。体を起こすときに安定させるのが難しい場合は理学療法士に相談しましょう。

認知への対策

　注意がそれやすい人では、テレビをつけたり周囲に人がいたりすると、食事が進まなくなるので避けるようにします。また、特に脳卒中で右脳に病変があるような場合には、失認という症状が出やすく、空間や身体の左側を認識できなくなることがあります。ほかに食事でよくみられる問題としては、テーブルに置いてある料理のうち、右側にしか手を付けなくなるということがあります。このようなときは食べ物全体を右側に置くようにしましょう。

　認知症の人などでは、食事を認識できなくなってしまうことがあります。ご飯の上におかずを全部のせたり、遊んで食べなかったりしますが、一口食べると食事を認識して食べ始めることがあります。また、おにぎりのようにすると自分で食べることもあります。その人の状態に合わせた食形態を検討するようにしましょう。

　そのほか特定の問題ではありませんが、白い器に白いミキサー粥を入れたりすると見えにくいので、食事の色と器のコントラストをはっきりするように心がけましょう。

　問題が改善できなければ言語聴覚士や作業療法士に相談しましょう。

薬の副作用と服薬困難への対策

　口腔乾燥、錐体外路症状（パーキンソン病様症状）、筋力低下や傾眠（すぐにうとうとする）、食欲低下などは、薬の副作用でよくみられる症状で、食事にも悪影響を及ぼします。特に5種類以上薬を飲んでいる場合は、副作用が起こりやすくなります。薬の副作用を疑った場合は、主治医に連絡するとともに薬剤師に相談することをお勧めします。薬が飲みづらくて困っているような場合も薬剤師に相談しましょう。

口の問題への対策

　歯が少ない、入れ歯が合わない、歯がグラグラしている、歯が尖っていて痛いなどの口の問題がある場合も食べにくくなり、食事量が減ります。口腔ケアが不十分なことによる、単に口の中が汚すぎるだけで食欲が落ちることもあります。問題が大きい場合には歯科医師に相談するとよいでしょう。歯科の介入でいったん口の中がきれいになると、その後の日常的なケアが楽になることが多いです。

　必ずしも入れ歯を入れなくても食事が食べられる場合があること、特殊な入れ歯を使うと食べやすくなる場合があることも知っておきましょう。「きんさん、ぎんさん」のように、ほとんど歯がなくても食べられていたという話は聞いたことがあると思います。何でも食べるということは無理かもしれませんが、噛むときに顎や舌がよく動いていれば歯が少なくても食べる能力は保たれます。はっきりしゃべれる人はたいてい顎や舌の動きがよいので、歯が多少少なくても問題なく食べることができていれば必ずしも入れ歯を入れなくてもよいでしょう。

　また、舌が縮まっている、もしくは手術などにより、舌の大きさがとても小さくなってしまう場合がありま

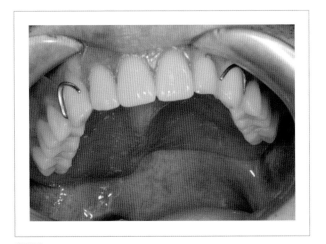

図1　舌接触補助床

す。それによりうまく食べられない場合には、分厚い入れ歯（舌接触補助床といいます、 図1 ）を入れると大きく改善することがあります。

どのような入れ歯を使ったらよいかについては、歯科医師に相談するとよいでしょう。口腔ケアについては訪問看護師や、とても難しいことがあれば歯科衛生士に相談するとよいでしょう。

摂食嚥下障害への対策

普通食を食べる機能があるのにミキサー食を摂取しているような例があります。ミキサー食などでは食事を柔らかく加工するのに水分を加えるため、栄養量は少なく、たくさん食べても栄養不足になってしまいます。逆に、かなり誤嚥しながら普通の食事をがんばって食べているようなこともあります。いずれも悪い例で、摂食嚥下の能力と食事の内容が合っていませんが、実際にはよくあることです。

摂食嚥下障害の評価は歯科医師や言語聴覚士などが行い、それに合わせた食事指導は管理栄養士が行います。歯科医師と言語聴覚士による評価の内容には細かな違いはありますが、大筋が違うものではないので、日ごろから連携がとりやすいほうに相談するようにしましょう。食事内容の工夫については「2.痩せて、骨張っくいる」(p.12〜17)の項を参照してください。

疾患によって出やすい症状への対策

最後に、食べる機能を低下させやすい疾患も少し知っておきましょう。それらには脳血管障害、パーキンソン病やALS（筋萎縮性側索硬化症）などの神経疾患、認知症、また疾患ではないが何らかの病気の治療で生じた廃用などがあげられます。食事をうまくとることができない状態を摂食嚥下障害といいますが、これは低栄養を引き起こして床ずれの原因になるだけではなく、誤嚥性肺炎の原因にもなります。

脳血管障害

脳血管障害では、脳の障害を受けた場所や程度によって、生じる機能障害の重症度が異なるので、その人に応じた対応が必要です。大まかにいうと、左右の大脳にダメージがある場合、もしくは延髄という部位にダメージがある場合には、重い摂食嚥下障害が出ることがあります。逆の言い方をすれば、片方の大脳にダメージがあるだけであれば摂食嚥下機能に影響が出ないことも多くあります。

神経疾患

神経疾患の場合には、進行の早さが疾患や個人によって異なるので、進行が早い場合には病状の評価と対応法の見直しを早めに行っていきましょう。パーキンソン病では薬が効いている時と効いていない時で、体の動きだけではなく、摂食嚥下のしやすさも影響を受け、まったく別人のように異なってきます。食事は薬が効いている時にとってもらうようにしましょう。

進行の早い代表的な疾患はALSです。進み方は人によっても違いますが、摂食嚥下障害は必ず起こるので、特に注意が必要です。生きていくことを選択する場合には、胃瘻や人工呼吸器を選択しないといけない日が来ます。

認知症

認知症もタイプを知ることで対応法を変えましょう。脳血管性認知症の場合には障害された部位によって手足の麻痺などの症状が出ます。アルツハイマー型認知症は進行性の神経疾患なので、最終的に手足も完全に動かないような状態になると、経口摂取は厳しくなります。

レビー小体型認知症は認知症状の日内変動が大きいのが特徴です。はっきりした幻視があって、絵や模様のある食器を使うとそれが虫に見えて食べられないことがあるので、がらのないものを使うようにしましょう。またパーキンソン症状の出る人が多く、体が硬くなりやすいため、特に首が硬くなると摂食嚥下機能に悪影響を及ぼします。

廃用による影響

そのほか、大腿骨の骨折等で長期に入院していると、動かさない期間が長かったために体の力がなくなり（廃用）、摂食嚥下機能も低下します。入院中から体を動かすことが重要ですが、退院後もできることはなるべく自分でやって

もらうなど、廃用を改善する生活を送ることが大切な視点となります。具体的には寝たままではなく、なるべく起きる時間をつくるようにしましょう。

上記のような問題点を分類しつつ、食べる機能の評価ならば歯科医師や言語聴覚士、口腔ケアは訪問看護師や歯科衛生士、食事の内容は管理栄養士、食べるときの食器などは作業療法士、座位保持など大きな運動は理学療法士、薬剤は医師や薬剤師、薬の飲み方は薬剤師に相談するとよいでしょう。

その他

以上のような対策を行った上でなお、食べても食べても体重減少がみられる場合には、ほかに病的な理由がある可能性があります。消化吸収がうまくいっていない、エネルギーがどんどん使われてしまうといったこともあるので、主治医に相談・報告するようにしましょう。

文献
1) Kanako Yoshimi, Koji Hara, Haruka Tohara, Ayako Nakane, Kazuharu Nakagawa, Kohei Yamaguchi, Yukiko Kurosawa, Saori Yoshida, Chantaramanee Ariya, Shunsuke Minakuchi: Relationship between swallowing muscles and trunk muscle mass in healthy elderly individuals: A cross-sectional study. Arch Gerontol Geriatr 2018 Nov - Dec; 79 :21-26. doi: 10.1016/j.archger.2018.07.018. Epub 2018 Jul 29.

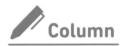 **Column** 摂食嚥下障害の検査と
摂食嚥下関連医療資源マップ

摂食嚥下障害に対する検査には、嚥下造影（VF、**図2**）と嚥下内視鏡（VE、**図3**）があります。前者は造影剤を飲んでもらいながら透視で撮影をすることで嚥下機能を評価する方法、後者は内視鏡で観察しながら食物を食べてもらい嚥下機能を評価する方法です。訪問診療の対象の患者などで移動が困難な場合、後者のVEは在宅などで行える医療機関も増えてきているので、調べてみるとよいでしょう。

なお、摂食嚥下障害に対応している医療機関は摂食嚥下関連医療資源マップで調べることができます（https://www.swallowing.link/ **図4**）。VFやVEを行うことができるかどうかだけでなく、嚥下しやすい食事を提供する飲食店の情報や、インプラントが入っている患者に対応できる歯科医療機関など、過去にはなかなか調べることのできなかった情報が掲載されています。

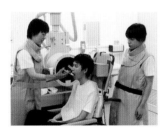

図2 嚥下造影(VF)

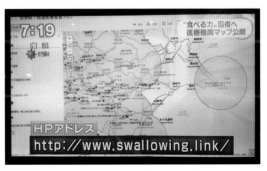

図4 摂食嚥下関連医療資源マップ

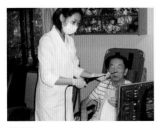

図3 嚥下内視鏡(VE)

5 体が汗で湿っていることがある

ポイント
- 汗で体が湿ると皮膚がふやけ、わずかな刺激でも傷つきやすくなり、床ずれが発症しやすくなる。
- 汗をかく原因として、体側の原因と生活環境側の原因があげられる。
- 対策として、衣類や寝具、室内の空調の管理を行う。
- 床ずれ予防に大切な皮膚のバリア機能を守るため、正しい洗浄や保湿ケアを行う。
- 発汗や微熱が続く場合には感染症などの可能性があるため、主治医に相談する。

1 なぜ床ずれになりやすいのか

汗で体が湿ると、皮膚がふやけ、わずかな刺激でも傷つきやすくなります。皮膚がふやけると皮膚に加わるずれと摩擦が大きくなり、体を動かした時などに生じるわずかなずれでも皮膚が損傷し、床ずれを発症します。

汗をかく原因として、①体温調整ができない体側の原因と、②衣類や寝具、室内の温度調整が不適切な環境側の原因が考えられます。

①については、高齢になると体温調節機能や皮膚の感覚が低下し、暑さを感じにくくなります。また、脳梗塞やパーキンソン病、認知症などで脳の機能が障害されることでも、暑さを感じにくくなり、体温の調整が困難となります。

②については、暑くても衣類を重ね着する、布団や毛布をたくさん使用する、電気毛布の使用を必要以上に行うなどにより、汗をかきやすい状態になります。失禁対策を目的として、体の下に通気や伸縮の悪いラバーシーツやタオルを重ねて使用していることがありますが、発汗の原因になり、ずれと摩擦も発生しやすくなるため勧められません。また、床ずれ予防として使用されるエアマットレスなどの体圧分散寝具の中には、素材などで体が蒸れやすくなるものもあります。

2 対策とケア

吸湿性のよい肌着や衣類を使用する

綿などの肌着や衣類は吸水性が高く、着用に適していますが、吸水しても乾くまでに時間がかかることがあります。最近は、汗をよく吸い、すぐに乾く肌着や衣類が手ごろな価格で販売されているため、これらを利用するのもよいでしょう。汗をかいて体や肌着が湿っていたら、汗を拭き取るとともに、できるだけ更衣もするようにしましょう。

吸湿性や熱の放散性がよく、伸縮性のあるシーツを使用する

体が汗で湿っていると、ずれが生じやすく床ずれの原因になることから、シーツも吸湿性がよく、伸縮性の高いものの使用が勧められます。現在、吸湿速乾性があり、しわになりにくく伸縮性がある高機能のシーツ（ 表1 ）も発売されています。

ホームセンターなどで販売されている夏用のシーツも、吸湿速乾性があり、表面がさらさらとしているため体が蒸れにくく、ずれと摩擦も生じにくいので、使用が勧められます。

注意点として、しわができないようシーツをピンと張って敷くと、寝具の表面が硬くなり、体に加わる圧が高まって床ずれができやすくなります。エアマットレスなどの体圧分散寝具の除圧効果も低下させるので、シーツはゆるめに敷きましょう。

表1　高機能のシーツ（製品）例

製品名	メーカー名
ぴったりシーツ	信公
ドライアルファシーツ	ケープ
ハイパー除湿シーツ	モルテン

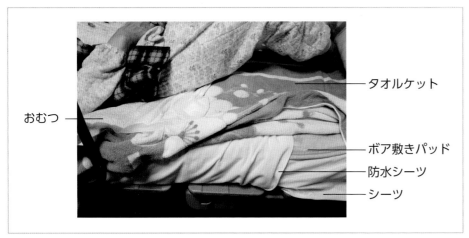

おむつ　タオルケット　ボア敷きパッド　防水シーツ　シーツ

図1　防水シーツやタオル類等が不適切に多く使用されている例

通気性や除湿機能のある体圧分散寝具を使用する

　エアマットレスなどの体圧分散寝具では、除湿機能のある製品も出てきました。ただし、シーツやタオルを重ねすぎると効果が低下するため、注意が必要です（図1）。

室内を適切な温度や湿度に調整する

　温度や湿度が見てわかるように部屋に温湿計を置くと、衣類や布団の調整、クーラーや扇風機の利用について、高齢者に声かけするきっかけになります。高齢者の場合、クーラーや扇風機の利用を好まない人も多いため、体に直接風があたらないようにするなどの調整を考慮します。

❸ 留意点

　発汗が続く場合、明らかな発熱がなくても感染症などの可能性があるため、体調を観察しながら主治医や看護師に相談しましょう。

　体が汗で湿って床ずれが発生しないよう、衣類や寝具、室内の空調の管理をすることは大切ですが、高齢者やその介護者との信頼関係にかかわることもあります。高齢者や介護者と相談しながら、家庭に合った方法で多職種とかかわっていくことが大切です。

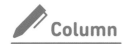 **Column　スキンケアについて**

　皮膚は体温調節や、様々な外的刺激から体を守ります。なかでも皮膚のバリア機能は、皮膚を健康な状態に保つ役割があります。汗と皮脂が混じり合ってできる皮脂膜と、角質と角質の間にある水分や油分が皮膚のバリア機能（外界からの化学的・物理的刺激を軽くする機能）の役割を果たしています。

　高齢者は、汗と皮脂の量が減少し、角質と角質の間にある水分と油分の量も減少するため、乾燥して皮膚のバリア機能が低下します。また、加齢や病気などにより皮膚が脆弱になると、容易に皮膚が損傷します。皮膚の脆弱な人にみられる「四肢がベッド柵に擦れて皮膚が裂けた」、「絆創膏をはがすときに皮膚が裂けた」、「車いす等の移動介助時にフレーム等に擦れて皮膚が裂けた」など、摩擦・ずれによって皮膚が裂けて生じる真皮深層までの損傷をスキン-テアといいます[1]（ 図2 、 図3 ）。

　皮膚のバリア機能が低下すると、かゆみやただれなどの皮膚トラブルが起きやすくなり、かきむしることで皮膚を傷つけ、悪化するという悪循環が起こります。さらに、尿または便（あるいは両方）が皮膚に接触することにより生じる皮膚炎を、失禁関連皮膚炎（IAD）[2]といい、排泄物で皮膚がふやけた状態にあるおむつの中や、汗で体が湿った状態になったときも皮膚のバリア機能が低下します。床ずれ、スキン-テア、失禁関連皮膚炎（IAD）を予防するためにも、皮膚のバリア機能を守るためのスキンケアである、洗浄・保湿・保護を行うことが大切です。

① 洗浄：よく泡立てた泡でなでるように優しく洗う

　通常の石けんの使用は極力控えるようにします。皮膚の汚れだけではなく皮脂も失われ、皮膚のバリア機能が著しく低下するからです。石けん洗浄は1日1回までにとどめ、微温湯による洗浄を主に行います。微温湯洗浄でも繰り返すと皮脂が失われるため、保湿成分を含み、微温湯で洗い流す必要のない新しいタイプの洗浄剤が勧められます。新しいタイプの洗浄剤とは、「ベーテル® F 清拭・洗浄料」「リモイス®クレンズ」「シルティ® 水のいらないもち泡洗浄」などがあります（ 図4 ）。いずれも皮膚に

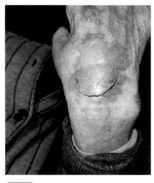
図2　手の甲にできたスキン-テア

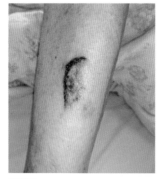
図3　車いすのフットレストにぶつけてできたスキン-テア

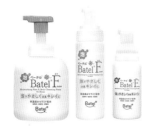
ベーテル®F清拭・洗浄料
※左から500ml、150ml、80ml

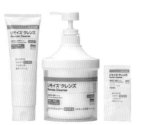
リモイス®クレンズ
※左から180ｇ、500ｇ、5ｇ

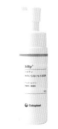
シルティ®水のいらないもち泡洗浄

図4　保湿成分を含み微温湯で洗い流す必要のない新しいタイプの洗浄剤の例

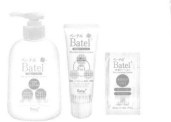
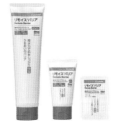
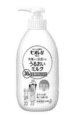

ベーテル®保湿ローション
※左から300ml、65ml、3ml

リモイス®バリア
※左から160g、50g、4g

ビオレu® 角層まで浸透する
うるおいミルク

図5　皮膚に負担をかけにくい保湿剤の例

優しく、汚れを浮き上がらせてそっと拭き取るだけで、皮膚の保湿成分を除去せず、むしろ増やす作用をもっています。しかし、このような製品を使っていても、ゴシゴシこすれば皮膚を損傷してしまうので、愛護的な使い方が求められます。

② 保湿

　洗浄後は皮膚のバリア機能が低下しているため、保湿剤を使用します（**図5**）。高齢者の皮膚は薄く傷つきやすいため、皮膚に負担をかけにくい、ローションタイプの保湿剤が適しています。ヘパリン類似物質のローションやクリームは医師による処方が可能です。様々なタイプの保湿剤が市販されているので、介護状況に合わせて選択しましょう。高齢者の皮膚は乾燥して皮膚のバリア機能が低下しているため、清潔ケアを行わない時も保湿ケアをすることで、高齢者に起きやすい手足の皮膚裂傷(スキン-テア) の予防にもなります。

③ 保護：皮膚のバリア機能を守る

　洗浄後は皮脂膜を守り、皮膚のバリア機能を回復させる必要があります。陰部や臀部には、撥水作用があるクリームやオイルを使用することで、排泄物から皮膚を守り、失禁関連皮膚炎(IAD) を防ぎます。

　在宅では、1日複数回のおむつ交換のたびに陰部洗浄が行われていたり、デイサービスを利用して週に複数回体を洗浄している状況があります。洗いすぎや、保湿や保護のケアができていない場合が見受けられるため、多職種でスキンケアについて共有し、高齢者の皮膚を守り、床ずれや失禁関連皮膚炎(IAD) を防いでいくことが大切です。

文献
1）一般社団法人日本創傷・オストミー・失禁管理学会編：ベストプラクティス スキン-テア（皮膚裂傷）の予防と管理. 照林社；2015. p.6、25、26、27、28.
2）一般社団法人日本創傷・オストミー・失禁管理学会編：IADベストプラクティクス. 照林社；2019. p.1、2、22-27.
参考文献
日本褥瘡学会・在宅ケア推進協会編：床ずれケアナビ全面改訂版　在宅・介護施設における褥瘡対策実践ガイド；2017.

6 おむつを常時使用している

ポイント
- おむつ（以下、パンツ型を含む）を常時使用していると、おむつそのものの圧迫により床ずれを発生することがある。
- 便や尿が長時間付着すると皮膚のバリア機能が低下し、その状態に摩擦やずれ力が加わると床ずれが発生しやすい。
- おむつ使用にあたっては、本人に合ったおむつの選択と適正な装着が重要である。
- おむつを使用する場合は、適切なスキンケアを行い、陰部・肛門周囲の皮膚を保護する必要がある。

1 なぜ床ずれになりやすいのか

　おむつは、尿失禁・便失禁のある人に使用します。おむつの使用部には、床ずれが発生しやすい仙骨部、坐骨部、尾骨部があります。おむつを常時使用すると、①おむつそのものによる圧迫、②便や尿の付着により皮膚のバリア機能が低下した状態に加わる摩擦やずれ力により、床ずれが発生しやすい状況になります。

　①については、体に合わないおむつを使用した場合や、おむつのよれや尿取りパッドの過剰な重ね使いをした状態に体重が加わると圧迫を生じ、床ずれが発生することがあります。また、この状態にベッドのギャッチアップや座位姿勢、移乗時に摩擦やずれ力が加わると、より床ずれ発生の危険性が高くなります。さらに、おむつのギャザーによる圧迫で床ずれができる場合もあります。

　排泄物を吸収したおむつを着用していると、寝返りがしにくい、歩きにくい、座位姿勢をくずしやすいなど、おむつは動作や姿勢に大きな影響を与えます。さらに、おむつが多量の尿を吸うと固く盛り上がり、そのまま座位姿勢をとると思わぬ圧迫がかかります。

　②については、人の肌は弱酸性ですが、便はアルカリ性であり、それが皮膚に付着すると皮膚は刺激を受けます。また、下痢便では消化酵素を含むため、皮膚への刺激がさらに強くなります。尿または便の皮膚接触によって生じる皮膚炎は、失禁関連皮膚炎（IAD）とよばれています。下痢便は、経腸栄養の影響や感染性腸炎によるものがあるので、医師や訪問看護師に速やかに報告するようにしましょう。尿は通常、弱酸性ですが、感染尿ではアルカリ性に傾きます。尿は水性であることから、皮膚に触れている時間が長いと浸軟（ふやけ）を生じ、皮膚のバリア機能を失うことになります。このような状態に圧迫、摩擦やずれが加わると、床ずれが発生する場合があります。

2 対策とケア

本人に合ったおむつ・尿取りパッドを選択する

　本人の体重や体型、活動性、排泄量、排泄パターン、介護力などに合わせておむつや尿取りパッドを選択します（**表1**）。

　トイレまで歩行が可能な場合やポータブルトイレに移動が可能な場合は、パンツ型のおむつを選択します。

　尿取りパッドには、非透湿タイプと透湿タイプがあります。おむつ内の皮膚は蒸れやすく、蒸れると皮膚障害になりやすいため、可能なかぎり透湿タイプのものを選びましょう。最近は両者の価格差は小さくなっています。表面が

表1　おむつ（テープ型・パンツ型）のサイズ選択の目安

テープ型	ヒップサイズ
パンツ型	ウエストサイズ

＊各メーカーで微妙にサイズが異なるため、購入時に確認が必要

弱酸性の製品や下痢・軟便に対応できる軟便対応パッドも発売されているので、必要があれば活用しましょう。

おむつ・尿取りパッドを正しく使用する

使用例を 図1、2 に示しましたので、参照してください。

一般的な尿取りパッドでは、男性では広くなっているほうを前方に、女性では後方にすると、漏れなく管理できます。陰茎に尿取りパッドを巻くなど「重ね使い」は蒸れの原因になるため不要です。

製品により使用方法が多少異なる場合があるので、注意してください。

便や尿が直接皮膚に触れないように陰部や肛門周囲の皮膚を保護する

おむつや尿取りパッドの交換間隔を守り、便や尿が長時間皮膚に触れたままにならないようにします。また皮膚のバリア機能を守るために、石けんを用いての洗浄は1日1回とし、洗浄後には撥水クリーム（リモイス®バリアなど）を塗布しておくと、便や尿の皮膚接触を予防できます。

⬤ 適切なあて方

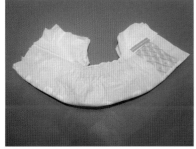

❶ギャザーを立ち上げるためにおむつを二つ折りにする。ギャザーの立ち上げにより、排泄物の漏れを防止する

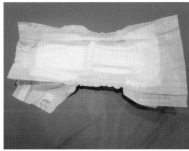

❷ギャザーがきれいに立ち上がっている

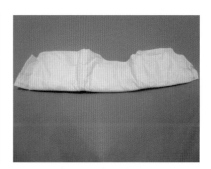

❸尿取りパッドもギャザーを立ち上げるため二つ折りにする

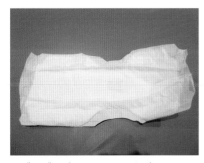

❹ギャザーがきれいに立ち上がっている

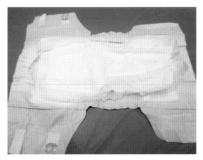

❺臀部にあたる部分の尿取りパッドをおむつのギャザーの下に入れ込む

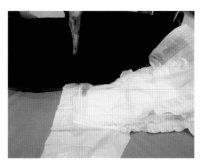

❻腰骨（こしぼね）に吸収体の端を合わせる

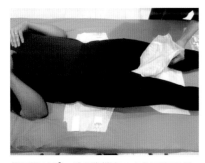

❼尿取りパッドの先端をつまんであてる

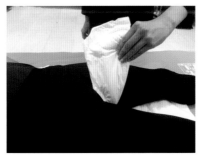

❽鼠径部にきちんと沿わせる。大腿部のたるんだ皮膚を巻き込まないように左右に引き上げると、容易に鼠径部に沿わせることができる

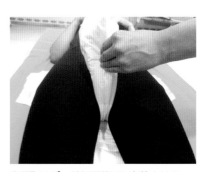

❾尿取りパッドを尿道口に密着させる

図1　おむつの使用例

29

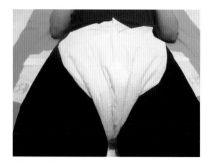
⑩左右対称に尿取りパッドを開く。逆三角形になるようにする

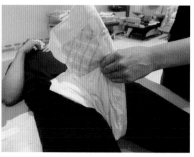
⑪おむつを半分に折った状態で引き上げ、尿取りパッドと同じように左右に引き上げて鼠径部に合わせる

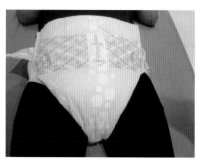
⑫鼠径部に沿わせ、おむつを広げて左右対称に開き、下側のテープを斜め上方向に止める

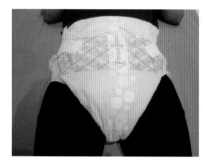
⑬上側のテープは腰骨に引っかけるように斜め下方向に止める

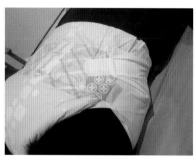
⑭適切にテープを止めた状態。腹部にも余裕があり、座位時の締め付けがない

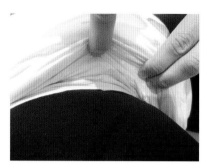
⑮鼠径部は隙間なくフィットしている

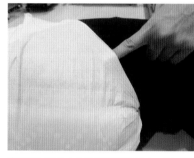
⑯臀部は指1本入る程度にすると、動きを妨げない

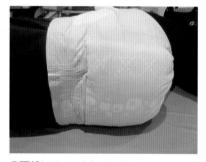
⑰腰部もフィットしている

❌ 悪い例：テープを平行に止めた場合

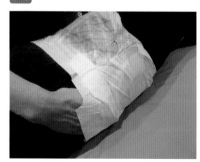
腹部に隙間ができている

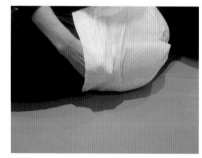
背部に隙間ができている

図1　つづき

◎ 適切なパンツ型のおむつの履き方

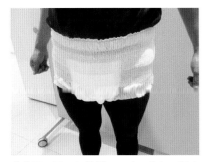

❶普通に履いた状態：いすに座れる場合は、座った状態で膝上までおむつを履いてから立ち上がる

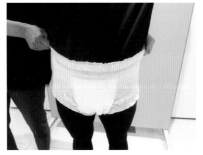

❷尿道口に吸収体が密着するように左右を引き上げる。上部を二つ折りにすると、おむつを破損することなく引き上げることができる

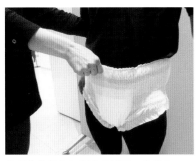

❸前後を静かに引き上げる。上部を二つ折りにすると、破損なく引き上げられる

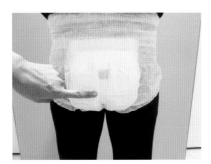

❹臀部からもきちんと密着しているかを確認する

【尿取りパッドを併用する場合】

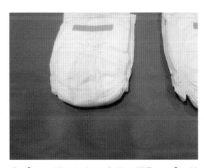

❶パンツ型のおむつ専用の尿取りパッドには、固定用のマジックテープが付いている

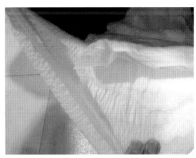

❷しっかり固定できているか確認する。固定用のテープが付いていない場合は、鼠径部に沿うようにあてる

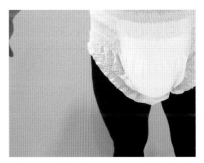

❸左右・前後を引き上げ、吸収体を尿道口に合わせる

図2　パンツ型のおむつの使用例

7 足が浮腫んでいる

1 なぜ床ずれになりやすいのか

浮腫みがあるとどうして床ずれが起きやすいのか

浮腫（むくみ）とは、主に皮下組織に水分が過剰にたまった状態をいいます。何らかの理由で血管内やリンパ管内の水分が外に出やすくなって浮腫が生じます。浮腫んだ足は、圧迫、摩擦・ずれに弱く、床ずれができやすくなります（図1）。仰臥位では踵部に、側臥位や拘縮のある足では足関節から足趾にかけても生じます。一見すぐに治りそうでも、感染や血腫を併発すると重度になります。また、下腿挙上のためにクッション類を不適切に使うと、かえって下腿に床ずれを起こすことがあります。

車いすのフットサポート、ベッド柵、深部静脈血栓症 (DVT) [注1] や浮腫を予防するための圧迫ストッキングなどでも、医療関連機器圧迫創傷 (MDRPU) [注2] を生じることがあります。

浮腫みの原因

下肢が原因の局所性浮腫と、全身的な病態による全身性浮腫にわけられます。

局所性浮腫

a) 静脈の問題

静脈の逆流防止弁が働かなくなり静脈血の戻りが悪くなると、毛細血管内の圧力が高まって水分が静脈の外に漏れ出て浮腫が生じます。DVTの後遺症で静脈弁が壊れたときにも生じることがあります。

b) リンパ管の問題

腹腔内の癌手術でリンパ節の切除が行われた後や、外傷でリンパ液の流れが傷害されたとき、リンパ液の循環が遮断されて、時間の経過とともにリンパ浮腫を来します。

c) 廃用の問題

足から中枢へ（下から上へ）血液やリンパ液が戻るには、重力に逆らわなくてはなりません。足をずっと下げて動かさないと、重力に勝てずに浮腫んできます。廃用で筋力が低下すると、筋肉の収縮によるポンプ作用が落ちて浮腫みやすくなります。また、下肢のどこかが圧迫されていると、その先が浮腫みます。

d) 座位の問題

自立して動ける人でも、ずっと座っていて筋肉を使わないと足は浮腫みます。座位時間が長いと、足の浮腫みだけでなく、坐骨結節部や尾骨部の床ずれの原因にもなります。

注1）深部静脈血栓症（DVT：deep vein thrombosis）：下肢の深部静脈で静脈血が凝固して閉塞する病気。凝固した血栓が剥がれて肺に詰まる肺塞栓症は生命にかかわる危険な状態である。エコノミークラス症候群とよばれ、足を動かさないことで起きる。下腿が腫れて痛むため、蜂窩織炎との区別が大切である

注2）医療関連機器圧迫創傷（MDRPU：medical device related pressure ulcer）：医療関連機器の圧迫による皮膚の損傷。みずからの体重で生じる床ずれとは区別する。ほかに整形外科的装具、酸素マスク等も原因になり得る

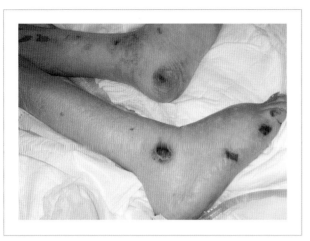

図1　浮腫んだ両足に多発した床ずれ
浮腫の原因は低栄養と廃用と考えられた。軽微な外力でも床ずれが発生しやすい

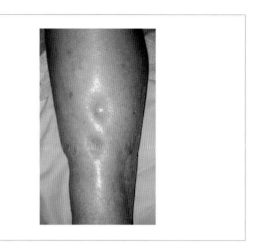

図2　浮腫んだ下腿
セロファン紙様の皮膚に圧痕を残す。強く押すと皮膚が裂けるので注意すること

全身性浮腫

a）低栄養状態

　低栄養は床ずれの原因の一つですが、足の浮腫みも起きやすくなります。栄養状態が悪化して栄養指標でもあるアルブミン値が下がると（低アルブミン血症）、水分が血管の外に出やすくなって浮腫みます。

b）臓器不全

　心臓、腎臓、肝臓の機能が落ちると、全身に浮腫が起きやすくなり、特に足は浮腫みやすくなります。ほかの部位も浮腫むので、背中、下腿の前側、足背で圧痕の有無をみます。

浮腫みの症状

　リンパ浮腫は片脚にしかみられません。両脚にみられる場合は、全身性浮腫か静脈うっ滞、あるいは廃用や座位の問題と考えられます。見た目には足が腫れた感じになります。うっ血が強くなると紫色っぽく見えます。皮膚温はやや低いことが多いです。皮下組織の水分は圧迫すると横に流れるため、指で押せば皮膚の凹み（圧痕）が残ります。皮膚は引き伸ばされて薄くなり、テカテカした光沢のあるセロファン紙のようになります（**図2**）。軽い刺激でも出血してアザや血腫ができやすくなります。熱をもっていたり、赤みが強いときは、蜂窩織炎という細菌感染を起こしているかもしれません。

② 対策とケア

　浮腫の予防が大切です。じっと座っている高齢者には、声かけをして楽しく移動できる工夫をします。また、浮腫みを気にして水分摂取を控える人がいますが、脱水に注意します。水分をとることでトイレへ通う回数が増えたとしても、移動の訓練になります。ただし、転倒対策が重要で、段差の解消や障害物をなくすこと、暗い場所をつくらないことなどを併せて行います。

　浮腫の予防と治療には、軽い圧迫ストッキングを履くことと、脚を動かすことの両方が必要で、どちらか一方だけでは効果が限られます。高齢者に用いる圧迫ストッキングは静脈瘤用の強いものではなく、装着が容易な圧迫が弱めのもの[注3]で十分です。

　リンパ浮腫は片側の浮腫で、手術歴のあることが特徴的ですが、対策ではやはり軽い圧迫と運動療法が原則です。リンパマッサージも有用ですが、しっかりと指導を受けて実施することが重要なため、安易に行うことは避けましょう。

注3）「ダーマカバー™ for leg（脚用）」、「ソフィットVEサポート」など。パンティストッキングを切って片脚にして1～2枚を履くのも有用だが、滑って転倒しやすいので注意する

ギャッチアップ機能を利用して体を起こしている

ポイント	
	●自分で起きられる人には安易にギャッジアップ機能を使用しないで、自力で起き上がるように促す。
	●ギャッチアップをするときは、事前に股関節とベッドの屈曲部を合わせる。
	●ギャッチアップをすると足の方向にずれやすいので、大腿部や足底部にクッションを用い、足上げ機能を併用してずり落ちないようにする。
	●ギャッチアップ後と背下げ後には、背抜きをしてベッドとの接触面のずれを取り除く。
	●最後に、上肢をクッションで支えて上半身の姿勢を整える。

① なぜ床ずれになりやすいのか

　電動ベッドなどでギャッチアップ機能を用いて背上げや背下げを行うと、体重による「圧迫」に加え、その都度身体の背側に強いずれと摩擦が生じます（**図1**）。大変に不快ですが、寝たきりの人場合、みずから姿勢を変えることができないため、ずれと圧迫が継続し、床ずれが発症します。また、床ずれがあれば悪化していきます。

　床ずれは、従来原因とされていた圧迫に加え、ずれや摩擦も発症原因になります。特にずれは大きな問題で、圧迫に強い踵（かかと）でも、ずれによって深い床ずれができてしまいます。

　背上げ時間が長くなると、身体は下がって不良姿勢となり、強いずれと摩擦をもたらします（**図2**）。さらに不快な姿勢を変えようとして足に力が入り、踵に強いずれが加わります。

　介護者がずり落ちた姿勢を直そうとして、上方へ引き上げるケアを繰り返し行うことでも、局所に摩擦とずれが生じます。このような引きずって持ち上げる介護法は、介護者の腰痛の原因ともなり、ひいては介護崩壊を引き起こす

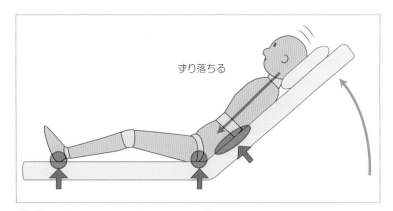

図1 ギャッチアップ時に生じるずれ・摩擦・圧迫

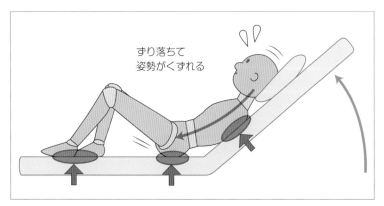

図2 長時間の背上げは不良姿勢を引き起こし、強いずれと摩擦をもたらす

ことにもなります。

② 対策とケア

ギャッチアップ時のポイント

　自力で起き上がりができる人には、ギャッチアップ機能を使用せず、起き上がるように促すことで、ずれを予防するとともに筋力の維持にもつながります。

　ギャッチアップをする場合、背上げ前に股関節（大転子）の位置をベッドの背上げの屈曲部に合わせます（図3）。背上げの屈曲部に合わせると、足上げの屈曲部が膝と合わなくなるときがありますが、その場合は背上げ（股関節＜大転子＞）の位置を優先します。ベッド上の移動は滑るシートやグローブを用いて安全に実施するようにします。

　足上げ機能を使用する場合に、膝と足上げの屈曲部が合わないことは多く（70％くらいの人で合わないといわれている）、そのまま足上げするとむしろ姿勢のくずれが助長されるため、必ず大腿後面にしっかりとクッションを使用して前方にずれないようにします（図4）。その上で少し足上げをしてから、背上げ→足上げ→背上げという順で上げていきます（図5）。足上げ機能のない2モーターのベッドでは、姿勢のくずれを予防するために大腿後面にクッ

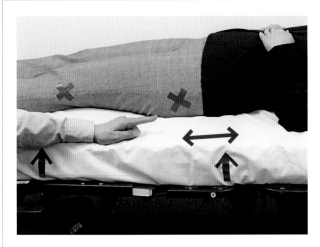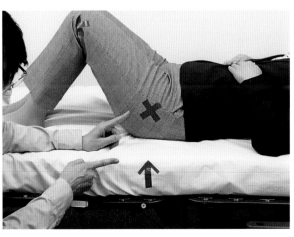

図3　股関節（大転子）の位置と、ベッドの背上げ屈曲部を合わせる
青矢印（➡）はベッドの屈曲部、バツ印（✖）は膝と股関節（大転子）の位置を示す
赤矢印（↔）はベッドの屈曲部と股関節との位置のずれを示す

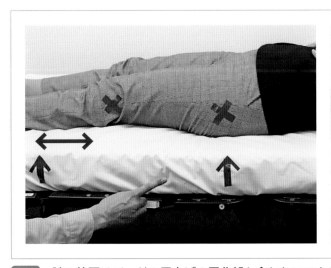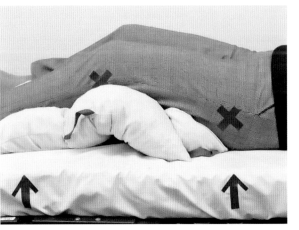

図4　膝の位置はベッドの足上げの屈曲部と合わないことが多いので、大腿後面にクッションを使用する
青矢印（➡）はベッドの屈曲部、バツ印（✖）は膝と股関節（大転子）の位置を示す
赤矢印（↔）はベッドの屈曲部と膝との位置のずれを示す

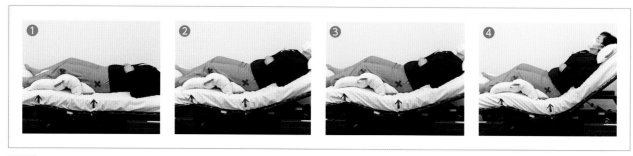

図5 ギャッチアップの手順

ギャッチアップは大腿後面にクッションをセットした後、足上げ（❶）→背上げ（❷）→足上げ（❸）→背上げ（❹）の手順で行うとずれが少ない

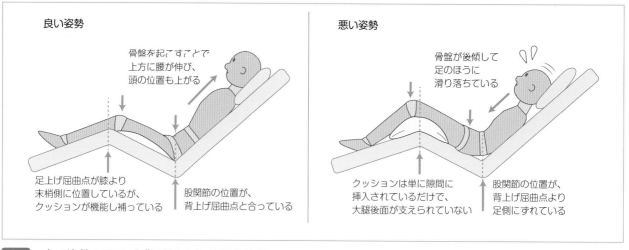

良い姿勢

骨盤を起こすことで
上方に腰が伸び、
頭の位置も上がる

足上げ屈曲点が膝より
末梢側に位置しているが、
クッションが機能し補っている

股関節の位置が、
背上げ屈曲点と合っている

悪い姿勢

骨盤が後傾して
足のほうに
滑り落ちている

クッションは単に隙間に
挿入されているだけで、
大腿後面が支えられていない

股関節の位置が、
背上げ屈曲点より
足側にずれている

図6 良い姿勢と悪い（ずり落ちた）姿勢の比較

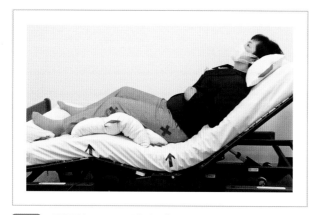

図7 股関節とベッド背上げの屈曲部が合っている状態

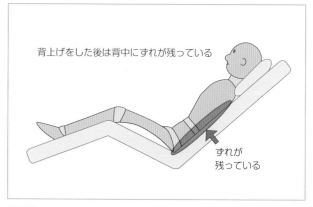

背上げをした後は背中にずれが残っている

ずれが
残っている

図8 背上げ後には背部や臀部にずれが残っている

ションを必ず用いるようにします。

　背上げ時の角度は個別性が高いため、ずり落ちないで姿勢が安定する安楽な状態（ **図6** 、 **図7** ）を見極めながら、決定しましょう（理学療法士や作業療法士に相談するとよい）。不良姿勢を防ぐことにより、床ずれだけでなく、関節拘縮や変形などの二次障害も防ぐことができます。

ギャッチアップ後は背抜きを行う

　下半身および上半身が安定し背上げが完了したら、背部や臀部に残っているずれ（ **図8** ）に対し、背抜き（圧抜き）をして、姿勢を整えます。これがとても気持ちよく、安楽な姿勢になります。背抜きは一度前方に体を起こして戻す方法が一般的に紹介されています（ **図9** ）。

　介護現場では専用の滑りのよいグローブを装着して、ベッドと接触しているすべての部位に手を滑り込ませて圧抜きを行います（ **図10** 、 **表1** ）。グローブで滑らせて背抜きをする場合はもう片方の手で体を支え、上半身は腰の

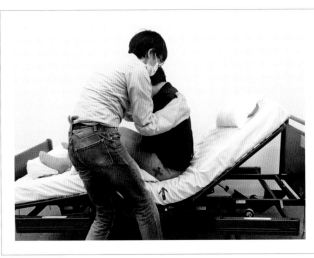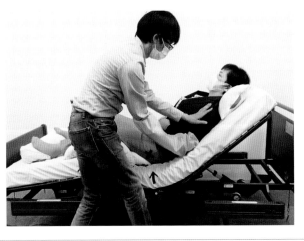

図9 体を起こすことができる人の背抜き
一度体を前方に起こしてから戻すと、背部から腰の部分のずれが軽減する

上半身の圧抜き

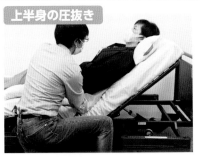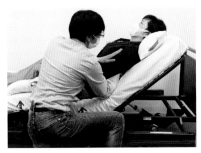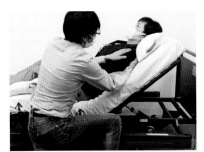

グローブを背中の下から差し入れ、肩甲骨を広げるように抜く

臀部の圧抜き

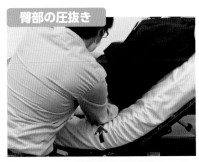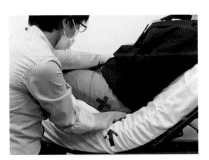

骨盤を手で支えておき、グローブを横から差し入れて、そのまま横方向に抜く

下肢の圧抜き

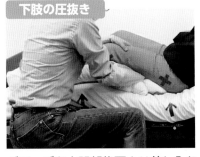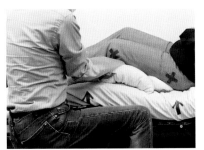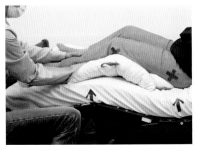

グローブを大腿部後面より差し入れ、踵に向かって滑らせていく
＊このとき体が足のほうにずれないように、反対の手で利用者の膝を支えながら行う

図10 体を起こせない人には「滑るグローブ」を使用して圧抜きする

ほうから頭の方向に滑らせます。下半身は臀部から足先に向かって滑らせます。難しい場合には、臀部や背中などに横からグローブをした手を差し込むだけでも効果はあります。臀部の圧抜きでは足のほうにずれやすいので、片方の手で膝を押さえてずれないように支えながら行います。

表1　滑るグローブ（製品）例	
製品名	メーカー名
おむみんグローブするりん	オムニ商会
介護グローブ（使い捨てタイプあり）	ケープ
ハーティーグローブ（使い捨てタイプ）	タイカ
マルチグローブ	パラマウントベッド
移座えもんグローブ	モリトー
ポジショニンググローブ	モルテン

表2　ポジショニングクッション（製品）例	
製品名	メーカー名
コンフィット	アルケア
おむみん	オムニ商会
ロンボ	ケープ
ウェルピー	タイカ
バナナフィット	パラマウントベッド
ピーチ、セロリ	モルテン

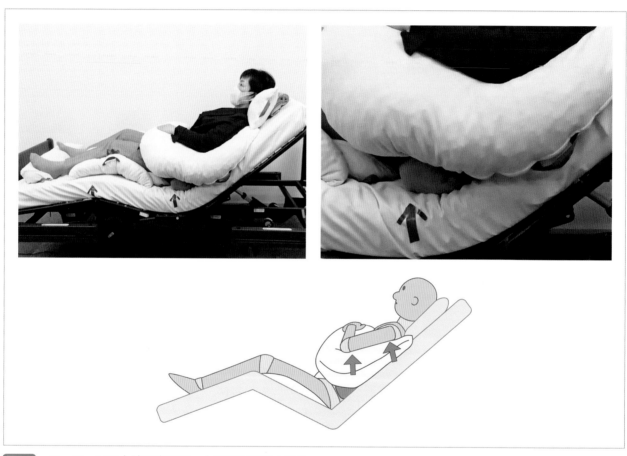

図11　クッションで上肢を支えて、上半身を安定させる

支えが足りない場合は、クッションの下にバスタオルなどを入れ、高さを補う

クッションで上肢を支える

　ギャッチアップをした時に、上肢は意外と重く、時間が経つと不快になります。そのため下半身の姿勢が整ったら上半身の姿勢が安定するように上肢の重さを支えるクッションを挿入し、なじませるようにして支えます（図11、表2）。ブーメラン型の大きなクッションや長方形のクッションを、上腕から前腕にかけて用い、安楽な姿勢を心がけましょう。言葉を交わせる人には、違和感がないか会話で確認しながら行いましょう。

Chapter 3
「チェックリスト」の活用
ーアセスメントをケア・チーム連携につなげるー

Chapter 3 「チェックリスト」の活用
―アセスメントをケア・チーム連携につなげる―

> ポイント
> - 床ずれを作らないための予防的視点が重要である。
> - 床ずれ予防には連携する専門職との相談・依頼を具体的な内容で行う。
> - 「チェックリスト」を用いて必要な対応方法を検討し、依頼する。

① 床ずれ予防ケア（対策）について

　現状において、ケアマネジャーの床ずれに対する意識はあまり高いとは言えません。アセスメントでは（課題分析標準項目23項目の中で）「褥瘡・皮膚の問題」を把握することになっていますが、ほとんどのケアマネジャーは床ずれの有無を記入するにとどまっています。床ずれがあったときには医療的サービスを導入しますが、ない場合に予防的観点で検討することは十分にできていません。

　実際、床ずれができてしまってからは、すぐに主治医に報告して指示を仰ぎ、処置に関して介護者だけではできないと考えられる場合には訪問看護を導入することが多くみられます。このように床ずれを持っている利用者には、すぐにチームケアが提供され始めます。

　一方、床ずれを発生させないための予防的観点については、残念ながらこれまでケアマネジャーが学ぶ機会は少なく、中には寝たきりになると床ずれの発生は仕方ないと考えているケアマネジャーさえいるのが現状です。

　しかし、床ずれは何より予防が大切なため、ケアマネジャーは床ずれを作らないためにどのような視点が必要かをしっかりと学び、ケアプランに取り入れていくことが重要だといえます。

② 床ずれ予防ケア（対策）とチーム連携

　すでに述べたように床ずれを持っている利用者の場合、医療介護連携はかなり進んできています。床ずれの処置に関しては医療職の関与が必要だからです。ただケアマネジャーは「床ずれは医療の範疇であり、訪問看護等に任せてしまおう」と考えている傾向があります。

　一方で昨今、床ずれの予防においてケアマネジャーのかかわりの重要性が指摘されており、ケアマネジャーには利用者の床ずれリスクを把握した上で多専門職に積極的に発信し、情報共有と連携によりチームケアを推進していくことが求められています。

　今回、そのためのツールとして、「床ずれ危険度チェック表®」をもとに「チェックリスト」が作成されました。このチェックリストは「床ずれ危険度チェック表®」にあるリスク項目別に問題点を明らかにして、解決策を考え、さらに連携する専門職にどのように相談したらいいかを示しています。

　これまでのチェックリストと異なる点は、サービス種類としては取り上げていないことです。たとえば、「適切な体圧分散寝具を選択する」という解決策には、「福祉用具専門相談員や理学療法士等に選定と調整を依頼」というように、連携する専門職と依頼内容が示されています。これまでのように「デイケアに行く」とか「福祉用具事業者に依頼する」というような、サービス種類名では書かれていません。まさしくチームケアに重点を置いており、ケアマネジャーが多職種との連携を学ぶことができるチェックリストだということができます。

③「チェックリスト」の使用法

　「床ずれ危険度チェック表®」（→「付録1」〈p.48〉参照）を付けてハイリスク（チェックが4個以上）になったときに「チェックリスト」（→「付録2」〈p.49〉参照）を用います。チェックリストにあるリスクを軽減する解決策を確認し、連携先を検討します。必要な対応方法が見つかったら、すぐに多専門職等と連携し、ケアプランにも活かしていきます。

　チェックリスト内に、地域の社会資源として足りない専門職がある場合には、チーム内で相談して代わりを担ってくれる専門職を見つけます。たとえば、看護師は訪問看護師だけでなく、デイサービスやデイケアに所属している看護師もいますし、訪問入浴にも看護師が入っています。ケアマネジャーは依頼先を見つける際には、いろいろな可能性を検討するようにしましょう。

④ 項目別チェックリスト

チェックリスト

1. 自分で寝返りがうてない

チェック	問題点	チェック	解決策	連携
☐	筋肉が減るとともに骨が出て高い圧力がかかる	☐	声かけをしながら、体位変換をする	介護者に依頼
		☐	ティルト・リクライニング車いすで座位時間を作る	介護者に必要性と注意点を説明しながら福祉用具専門相談員や理学療法士等に選定を依頼
		☐	適切な体圧分散寝具を選択する	福祉用具専門相談員や理学療法士等に選定と調整を依頼
☐	食欲低下し低栄養になる	☐	少量高カロリーの食事や医薬品栄養剤を用いる	効率的なカロリー付加について管理栄養士に相談
				主治医に医薬品栄養剤の処方を依頼
		☐	摂食嚥下能力と食形態を合わせる	歯科医師や言語聴覚士に摂食嚥下機能評価を、管理栄養士に嚥下能力に合った食事のつくり方の介護者への指導を依頼
		☐	食事環境の対策として、ポジショニングクッションや車いすの適合を含め、介護者の介護力に合った用具の選定、介助法をアドバイスする	福祉用具専門相談員や理学療法士等に相談し、本人の状態に合った福祉用具を選定。使用法を介護者に指導

2. 痩せて、骨張っている

チェック	問題点	チェック	解決策	連携
☐	食事摂取量の低下	☐	歯の治療と口腔ケアを行う	歯科医師に歯の治療を依頼
				訪問看護師や歯科衛生士に口腔ケアを依頼
		☐	食事の口への運び方や介助法を改善する	歯科医師や作業療法士、言語聴覚士、訪問看護師に摂食嚥下機能評価を依頼し、介護者へ指導
		☐	摂食嚥下能力と食形態を合わせる	歯科医師や言語聴覚士に摂食嚥下機能評価を、管理栄養士に嚥下能力に合った食事のつくり方の介護者への指導を依頼
		☐	食事環境の対策として、ポジショニングクッションや車いすの適合を含め、介護者の介護力に合った用具の選定、介助法をアドバイスする	福祉用具専門相談員や理学療法士等に相談し、本人の状態に合った福祉用具を選定。使用法を介護者に指導
☐	骨張った体の部位に寝床やいすがあたり床ずれになる	☐	布団やベッドに床ずれ予防マットレスを使う いすや車いすに床ずれ予防クッションを使う	福祉用具専門相談員や理学療法士等に相談
☐	加齢による消化・循環・代謝機能の低下や、疾患による異化亢進がある	☐	少量高カロリーの食事や医薬品栄養剤を用いる	効率的なカロリー付加について管理栄養士に相談
				主治医に医薬品栄養剤の処方を依頼

3. 足や腕の関節を伸ばすことができない

チェック	問題点	チェック	解決策	連携
☐	関節を動かすことができず同じ姿勢をとり続ける	☐	デイサービスや在宅でリハビリテーションの導入を検討する	理学療法士に関節可動域訓練、筋力訓練を相談
		☐	自分自身で日常の活動量を上げるための介護用具の導入	作業療法士や福祉用具専門相談員にADLに合わせた自助具の利用などを相談
☐	安楽な姿勢がとれていない	☐	ポジショニングクッションや車いすの適合を含め、介護者の介護力に合った用具の選定、介助法をアドバイスする	福祉用具専門相談員や理学療法士等に相談し、本人の状態に合った福祉用具を選定。使用法を介護者に指導
		☐	適切な床ずれ予防マットレスの導入を行う	福祉用具専門相談員や理学療法士、訪問看護師等に相談し、本人の状態に合わせた床ずれ予防マットレスを導入

チェックリスト

4. 食事量（回数）が減った

チェック	問題点	チェック	解決策	連携
☐	孤食や経済的貧困など社会的要因	☐	行政や民間のサービスを利用	配食サービスや地域食堂の利用
				生活保護の手続きや電話サービス等を提案
		☐	安価な食事提供を検討	管理栄養士に安価でバランスのよい食事の工夫を相談
☐	安楽な姿勢がとれていない	☐	ポジショニングクッションや車いすの適合を含め、介護者の介護力に合った用具の選定、介助法をアドバイスする	福祉用具専門相談員や理学療法士等に相談し、本人の状態に合った福祉用具を選定。使用法を介護者に指導
		☐	適切な床ずれ予防マットレスの導入を行う	福祉用具専門相談員や理学療法士、訪問看護師等に相談し、本人の状態に合わせた床ずれ予防マットレスを導入
☐	食事の食べ方や食形態の問題	☐	食事の口への運び方や介助法を改善する	歯科医師や作業療法士、言語聴覚士、訪問看護師に摂食嚥下機能評価を依頼し、介護者へ指導
		☐	摂食嚥下能力と食形態を合わせる	歯科医師や言語聴覚士に摂食嚥下機能評価を、管理栄養士に嚥下能力に合った食事のつくり方の介護者への指導を依頼
☐	口腔内の問題	☐	歯の治療と口腔ケアを行う	歯科医師に歯の治療を依頼
				訪問看護師や歯科衛生士に口腔ケアを依頼
☐	認知の問題	☐	注意がそれない環境をつくる	介護者と環境設定を相談
		☐	食器や食事形態の工夫	介護者に器と食事の色やコントラストなどを相談
				管理栄養士に食形態の工夫を依頼
☐	薬の副作用と服薬困難	☐	薬剤の整理	医師や薬剤師に食事に悪影響を及ぼす薬がないかを問い、減量や変更などを相談
				薬剤師に服薬しやすくする方法を相談

5. 体が汗で湿っていることがある

チェック	問題点	チェック	解決策	連携
☐	汗をかいくいる	☐	厚着をしていないか、布団類をかけすぎていないか、電気毛布を使いすぎていないか確認	訪問看護師、ヘルパー、訪問入浴担当者と情報を共有し、本人や介護者と相談しながら、衣類や布団の使用を調整
		☐	室内を適切な温度や湿度に調整	訪問看護師、ヘルパー、訪問入浴担当者と情報を共有し、本人や介護者と相談しながら、部屋の空調を調整
		☐	発熱や発汗が続くときは病気を疑う	訪問看護師に相談し、必要ならば主治医に診察を依頼
☐	体の下に、シーツやタオル、フラットおむつなどをたくさん敷いている	☐	吸湿性や熱の放散性がよく、伸縮性のあるシーツを使用	訪問看護師、ヘルパー、訪問入浴担当者と情報共有し、シーツの選定と使用法を本人や介護者に説明
		☐	通気性や除湿機能がある体圧分散寝具を使用	訪問看護師、福祉用具専門相談員と連携

6. おむつを常時使用している

チェック	問題点	チェック	解決策	連携
☐	おむつ・尿取りパッドによる圧迫がある	☐	おむつ・尿取りパッドの使用が床ずれ発生に関係していることを本人、介護者、ヘルパーに説明する	訪問看護師に説明を依頼
		☐	おむつ(パンツ型を含む)・尿取りパッドを適切に選択し、適正に装着する	訪問看護師、おむつメーカー、おむつフィッターに相談し、介護者やヘルパーと情報を共有
☐	排泄物の付着によるスキントラブル発生の危険性がある	☐	適切なスキンケアを実施する	訪問看護師に、介護者、ヘルパー、訪問入浴担当者等への指導を依頼し、情報を共有
		☐	排泄量、排泄パターン等に応じたおむつ(パンツ型を含む)・尿取りパッドの交換を行う	訪問看護師、おむつフィッターに、本人、介護者、ヘルパーへの指導を依頼
		☐	トイレ誘導法を見直す	福祉用具専門相談員や訪問看護師、理学療法士等に相談

7. 足が浮腫んでいる

チェック	問題点	チェック	解決策	連携
☐	下肢の筋力が低下していたり、長時間の座位姿勢をとっている	☐	血管やリンパ管の流れを改善させるため、筋肉を使って脚を動かす	介護者の声かけで、楽しく動いてもらう
				理学療法士等による指導
☐	低栄養状態（低アルブミン血症）にある	☐	摂食嚥下機能評価と訓練	歯科医師や言語聴覚士に摂食嚥下機能評価を、管理栄養士に嚥下能力に合った食事のつくり方の介護者への指導を依頼
☐	心臓、腎臓、肝臓の機能が低下している	☐	全身状態のチェックをする	訪問看護師に相談し、必要ならば主治医に診察を依頼
☐	下肢に圧迫、摩擦・ずれが加わっている	☐	スキンケアを行い、圧迫、摩擦・ずれ対策を行う	訪問看護師にスキンケアを依頼
				体圧分散マットレスや車いすクッションを福祉用具専門相談員に相談し、手配

8. ギャッチアップ機能を利用して体を起こしている

チェック	問題点	チェック	解決策	連携
☐	自力で起き上がる能力があるにもかかわらず、ギャッチアップしている	☐	ギャッチアップ機能を使わず、手すりなどで可能なかぎり自力で起き上がるよう本人・介護者に指導するとともに、電動ベッドの必要性を再考する	理学療法士等に起き上がり能力の再評価と動作指導を依頼
				福祉用具専門相談員にギャッチアップ機能やベッドサイド手すりの検討を依頼
☐	ギャッチアップすると足側にどんどんずれて姿勢が悪くなる	☐	ギャッチアップ機能を使うときの注意点を明らかにする	理学療法士等にギャッチアップの手順について介護者や訪問看護師、ヘルパー等への指導を依頼
☐	ギャッチアップでずり落ちた姿勢を直そうと、引きずりや持ち上げ介護を行っている	☐	背抜きの重要性を理解してもらう	訪問看護師等に背抜きの手順について介護者へのアドバイスを依頼
		☐	滑るシートやグローブ等を活用して引きずらない介護をする	福祉用具専門相談員等に相談し、シートやグローブ等の活用を指導

付 録

付録1　床ずれ危険度チェック表®

付録2　チェックリスト

※「付録」は床ずれのリスクアセスメントの際に、複写してご活用ください

床ずれ危険度チェック表®

氏名： （選定者氏名： ）

評価実施日： ／ ／

	項目	チェック
1	自分で寝返りがうてない	
2	痩せて、骨張っている	
3	足や腕の関節を伸ばすことができない	
4	食事量（回数）が減った	
5	体が汗で湿っていることがある	
6	おむつを常時使用している	
7	足が浮腫んでいる	
8	ギャッチアップ機能を利用して体を起こしている	
	合計	個

4個以上にチェックが付いたら「床ずれハイリスク」と判定する。

引用・参考文献

1) 森田貞子、光田益士、中村千香子、亀田悠樹：ケアマネジャーを対象とした褥瘡リスクアセスメントの開発．褥瘡会誌 2019; 21(1): 34-40.

2) Kohta M, Ohura T, Tsukada K, Nakamura Y, Sukegawa M, Kumagai E, Kameda Y, Kitte T: Inter-rater reliability of a pressure injury risk assessment scale for home care: a multicenter cross-sectional study. J Multidiscip Healthcare 2020; 13: 2031-2041.

3) Kohta M, Ohura T, Okada K, Nakamura Y, Kumagai E, Kataoka H, Kitagawa T, Kameda Y, Kitte T: Convergent validity of three pressure injury risk assessment scales: comparing the PPRA-Home (Pressure Injury Primary Risk Assessment Scale for Home Care) to two traditional scales. J Multidiscip Healthcare 2021; 14: 207-217.

「床ずれ危険度チェック表」の8項目について

①自分で寝返りがうてない

介助なしでは自力で寝返りができない場合をいいます。ほとんど動かせない状態です。体が麻痺していたり、全身の筋力が低下していて、体を動かすのを忘れられていることもあります。また認知症の人では、体を動かしたくても動かせない状態です。何かに気をとられていてしていることもあります。

②痩せて、骨張っている

痩せて筋肉や脂肪が少なくなり、骨が出ている状態です。寝たきりになりやすいです。それ以外にも、おしりの中央にある骨（仙骨）が突出した部位は床ずれになりやすいです。骨張ってくる箇所が多くあります。

③足や腕の関節を伸ばすことができない

足や腕の関節を他動的に動かしてみて、関節の動く範囲に制限がある状態です。疼痛があるために関節の動く範囲に制限が出ている場合もあります。

④食事量（回数）が減った

通常、1日に摂るべき食事量が減った状態です。1回ごとの食事量が少なくなっている場合や、食事回数が少なくなっている場合もあります。全体としてとらえて考えます。

⑤体が汗で湿っていることがある

いろいろな原因で汗が出て、衣類の交換ができないために体が汗で温っている状態です。病気で汗が多く出る人や、厚着をしたり布団を多くかけるなど環境要因で汗をかいていている状態があられます。

⑥おむつを常時使用している

トイレに行って排泄ができないために、おむつを着用している状態です。尿便意がなくなっているために常時使用している場合が多くなります。また、歩ける人でもパンツに尿取りパッドを使っている人も含まれます。

⑦足が浮腫んでいる

両足または片足に水分がたまって腫れている状態です。

⑧ギャッチアップ機能を利用して体を起こしている

利用する回数や時間の長さにかかわらず、日常的に電動ベッドのギャッチアップ機能を使っている場合です。

付録2 チェックリスト 〈床ずれのリスクアセスメントの際に、複写してご活用ください〉

床ずれ危険度チェック表の項目	チェック	問題点	チェック	解決策	連携
1. 自分で寝返りがうてない	☐	筋肉が減るとともに骨が出て高い圧力がかかる	☐	声かけをしながら、体位変換をする	介護者に依頼
			☐	ティルト・リクライニング車いすで座位時間を作る	介護者に必要性と注意点を説明しながら福祉用具専門相談員や理学療法士等に選定を依頼
			☐	適切な体圧分散寝具を選択する	福祉用具専門相談員や理学療法士等に選定と調整を依頼
	☐	食欲低下し低栄養になる	☐	少量高カロリーの食事や医薬品栄養剤を用いる	効率的なカロリー付加について管理栄養士に相談
					主治医に医薬品栄養剤の処方を依頼
			☐	摂食嚥下能力と食形態を合わせる	歯科医師や言語聴覚士に摂食嚥下機能評価を、管理栄養士に嚥下能力に合った食事のつくり方の介護者への指導を依頼
			☐	食事環境の対策として、ポジショニングクッションや車いすの適合を含め、介護者の介護力に合った用具の選定、介助法をアドバイスする	福祉用具専門相談員や理学療法士等に相談し、本人の状態に合った福祉用具を選定。使用法を介護者に指導
2. 痩せて、骨張っている	☐	食事摂取量の低下	☐	歯の治療と口腔ケアを行う	歯科医師に歯の治療を依頼
					訪問看護師や歯科衛生士に口腔ケアを依頼
			☐	食事の口への運び方や介助法を改善する	歯科医師や作業療法士、言語聴覚士、訪問看護師に摂食嚥下機能評価を依頼し、介護者へ指導
			☐	摂食嚥下能力と食形態を合わせる	歯科医師や言語聴覚士に摂食嚥下機能評価を、管理栄養士に嚥下能力に合った食事のつくり方の介護者への指導を依頼
			☐	食事環境の対策として、ポジショニングクッションや車いすの適合を含め、介護者の介護力に合った用具の選定、介助法をアドバイスする	福祉用具専門相談員や理学療法士等に相談し、本人の状態に合った福祉用具を選定。使用法を介護者に指導
	☐	骨張った体の部位に寝床やいすがあたり床ずれになる	☐	布団やベッドに床ずれ予防マットレスを使ういすや車いすに床ずれ予防クッションを使う	福祉用具専門相談員や理学療法士等に相談
	☐	加齢による消化・循環・代謝機能の低下や、疾患による異化亢進がある	☐	少量高カロリーの食事や医薬品栄養剤を用いる	効率的なカロリー付加について管理栄養士に相談
					主治医に医薬品栄養剤の処方を依頼

床ずれ危険度チェック表の項目	チェック	問題点	チェック	解決策	連携
3. 足や腕の関節を伸ばすことができさない	☐	関節を動かすことができず同じ姿勢をとり続ける	☐	デイサービスや在宅でリハビリテーションの導入を検討する	理学療法士に関節可動域訓練、筋力訓練を相談
			☐	自分自身で日常の活動量を上げるための介護用具の導入	作業療法士や福祉用具専門相談員にADLに合わせた自助具の利用などを相談
	☐	安楽な姿勢がとれていない	☐	ポジショニングクッションや車いすの適合を含め、介護者の介護力に合った用具の選定、介助法をアドバイスする	福祉用具専門相談員や理学療法士等に相談し、本人の状態に合った福祉用具を選定。使用法を介護者に指導
			☐	適切な床ずれ予防用マットレスの導入を行う	福祉用具専門相談員や理学療法士、訪問看護師等に相談し、本人の状態に合わせた床ずれ予防用マットレスを導入
4. 食事量（回数）が減った	☐	孤食や経済的貧困など社会的要因	☐	行政や民間のサービスを利用	配食サービスや地域食堂の利用
					生活保護の手続きや電話サービス等を提案
			☐	安価な食事提供を検討	管理栄養士に安価でバランスのよい食事の工夫を相談
	☐	安楽な姿勢がとれていない	☐	ポジショニングクッションや車いすの適合を含め、介護者の介護力に合った用具の選定、介助法をアドバイスする	福祉用具専門相談員や理学療法士等に相談し、本人の状態に合った福祉用具を選定。使用法を介護者に指導
			☐	適切な床ずれ予防マットレスの導入を行う	福祉用具専門相談員や理学療法士、訪問看護師等に相談し、本人の状態に合わせた床ずれ予防マットレスを導入
	☐	食事の食べ方や食形態の問題	☐	食事の口への運び方や介助法を改善する	歯科医師や作業療法士、言語聴覚士、訪問看護師に摂食嚥下機能評価を依頼し、介護者へ指導
			☐	摂食嚥下能力と食形態を合わせる	歯科医師や言語聴覚士に摂食嚥下機能評価を、管理栄養士に嚥下能力に合った食事のつくり方の介護者への指導を依頼
	☐	口腔内の問題	☐	歯の治療と口腔ケアを行う	歯科医師に歯の治療を依頼
					訪問看護師や歯科衛生士に口腔ケアを依頼
	☐	認知の問題	☐	注意がそれない環境をつくる	介護者と環境設定を相談
			☐	食器や食事形態の工夫	介護者に器と食事の色やコントラストなどを相談
					管理栄養士に食形態の工夫を依頼
	☐	薬の副作用と服薬困難	☐	薬剤の整理	医師や薬剤師に食事に悪影響を及ぼす薬がないかを問い、減量や変更などを相談
					薬剤師に服薬しやすくする方法を相談

床ずれ危険度チェック表の項目	チェック	問題点	チェック	解決策	連携
5. 体が汗で湿っていることがある	☐	汗をかいている	☐	厚着をしていないか、布団類をかけすぎていないか、電気毛布を使いすぎていないか確認	訪問看護師、ヘルパー、訪問入浴担当者と情報を共有し、本人や介護者と相談しながら、衣類や布団の使用を調整
			☐	室内を適切な温度や湿度に調整	訪問看護師、ヘルパー、訪問入浴担当者と情報を共有し、本人や介護者と相談しながら、部屋の空調を調整
			☐	発熱や発汗が続くときは病気を疑う	訪問看護師に相談し、必要ならば主治医に診察を依頼
		体の下に、シーツやタオル、フラットおむつなどをたくさん敷いている	☐	吸湿性や熱の放散性がよく、伸縮性のあるシーツを使用	訪問看護師、ヘルパー、訪問入浴担当者と情報共有し、シーツの選定と使用法を本人や介護者に説明
	☐		☐	通気性や除湿機能がある体圧分散寝具を使用	訪問看護師、福祉用具専門相談員と連携
6. おむつを常時使用している	☐	おむつ・尿取りパッドによる圧迫がある	☐	おむつ・尿取りパッドの使用が床ずれ発生に関係していることを本人、介護者、ヘルパーに説明する	訪問看護師に説明を依頼
			☐	おむつ(パンツ型を含む)・尿取りパッドを適切に選択し、適正に装着する	訪問看護師、おむつメーカー、おむつフィッターに相談し、介護者やヘルパーと情報を共有
		排泄物の付着によるスキントラブル発生の危険性がある	☐	適切なスキンケアを実施する	訪問看護師に、介護者、ヘルパー、訪問入浴担当者等への指導を依頼し、情報を共有
	☐		☐	排泄量、排泄パターン等に応じた、おむつ(パンツ型を含む)・尿取りパッドの交換を行う	訪問看護師、おむつフィッターに、本人、介護者、ヘルパーへの指導を依頼
			☐	トイレ誘導法を見直す	福祉用具専門相談員や訪問看護師、理学療法士等に相談
7. 足が浮腫んでいる	☐	下肢の筋力が低下していたり、長時間の座位姿勢をとっている	☐	血管やリンパ管の流れを改善させるため、筋肉を使って脚を動かす	介護者の声かけで、楽しく動いてもらう
					理学療法士等による指導
	☐	低栄養状態(低アルブミン血症)にある	☐	摂食嚥下機能評価と訓練	歯科医師や言語聴覚士に摂食嚥下機能評価を、管理栄養士に嚥下能力に合った食事のつくり方の介護者への指導を依頼
	☐	心臓、腎臓、肝臓の機能が低下している	☐	全身状態のチェックをする	訪問看護師に相談し、必要ならば主治医に診察を依頼
		下肢に圧迫、摩擦・ずれが加わっている		スキンケアを行い、圧迫、摩擦・ずれ対策を行う	訪問看護師にスキンケアを依頼
	☐		☐		体圧分散マットレスや車いすクッションを福祉用具専門相談員に相談し、手配

床ずれ危険度チェック表の項目	チェック	問題点	チェック	解決策	連携
8. ギャッチアップ機能を利用して体を起こしている	☐	自力で起き上がる能力があるにもかかわらず、ギャッチアップしている	☐	ギャッチアップ機能を使わず、手すりなどで可能なかぎり自力で起き上がるよう本人・介護者に指導するとともに、電動ベッドの必要性を再考する	理学療法士等に起き上がり能力の再評価と動作指導を依頼
					福祉用具専門相談員にギャッチアップ機能やベッドサイド手すりの検討を依頼
	☐	ギャッチアップすると足側にどんどんずれて姿勢が悪くなる	☐	ギャッチアップ機能を使うときの注意点を明らかにする	理学療法士等にギャッチアップの手順について介護者や訪問看護師、ヘルパー等への指導を依頼
	☐	ギャッチアップでずり落ちた姿勢を直そうと、引きずりや持ち上げ介護を行っている	☐	背抜きの重要性を理解してもらう	訪問看護師等に背抜きの手順について介護者へのアドバイスを依頼
			☐	滑るシートやグローブ等を活用して引きずらない介護をする	福祉用具専門相談員等に相談し、シートやグローブ等の活用を指導

索 引

MEMO